Z Renan 3326

Paris
1868

Durand (de Gros) Joseph- Pierre

Philosophie physiologique et médicale à l'académie de médecine

LA PHILOSOPHIE PHYSIOLOGIQUE ET MÉDICALE

A L'ACADÉMIE DE MÉDECINE

PAR

J. P. DURAND (DE GROS), D. M.

AUTEUR DES *Essais de Physiologie Philosophique*; etc.

> Douter des vérités humaines, c'est ouvrir la porte aux découvertes; en faire des articles de foi, c'est la fermer.
>
> Dumas, *Éloge de Faraday.*

AVANT-PROPOS ; — EXAMEN D'UN RAPPORT ACADÉMIQUE DE M. LE Dr CHAUFFARD SUR UN MÉMOIRE DE L'AUTEUR ; — CE MÉMOIRE : HISTOLOGIE ET ORGANOLOGIE ; — APPENDICE : POLYZOÏSME OU PLURALITÉ ANIMALE DANS L'HOMME.

PARIS

GERMER-BAILLIÈRE, LIBRAIRE-ÉDITEUR

RUE DE L'ÉCOLE-DE-MÉDECINE, 17

1868

LA PHILOSOPHIE

PHYSIOLOGIQUE ET MÉDICALE

A

L'ACADÉMIE DE MÉDECINE

PAR

J. P. DURAND (DE GROS), D. M.

AUTEUR DES *Essais de Physiologie Philosophique;* etc.

> Douter des vérités humaines, c'est ouvrir
> la porte aux découvertes; en faire des articles
> de foi, c'est la fermer.
>
> DUMAS, *Éloge de Faraday.*

AVANT-PROPOS; — EXAMEN D'UN RAPPORT ACADÉMIQUE DE M. LE Dr CHAUFFARD SUR UN MÉMOIRE DE L'AUTEUR; — CE MÉMOIRE : HISTOLOGIE ET ORGANOLOGIE; — APPENDICE : POLYZOISME OU PLURALITÉ ANIMALE DANS L'HOMME.

PARIS

GERMER-BAILLIÈRE, LIBRAIRE-ÉDITEUR

RUE DE L'ÉCOLE-DE-MÉDECINE, 17

1868

AVANT-PROPOS

Il y a un an, l'Académie impériale de Médecine chargeait un de ses membres les plus distingués, M. le docteur Chauffard, de lui faire un rapport sur un mémoire que je venais de présenter à l'illustre assemblée; dans la séance du 19 mai dernier, l'honorable Rapporteur lui donnait lecture de son travail, qui a reçu en outre la publicité des journaux spéciaux. De mon côté, afin que l'édification du public soit complète, je crois devoir lui soumettre la communication qui a eu les honneurs de ce solennel examen; et en outre, pour ne rien omettre de ce qui peut éclairer le procès, je ferai précéder cette pièce principale d'une note justificative, d'une Réponse, que l'œuvre de M. Chauffard me semble réclamer impérieusement.

Sans doute, l'analyse si étendue et si élaborée dont M. le Rapporteur n'a point jugé indignes les doctrines que je défends est pour ces doctrines un témoignage précieux; mais cette marque d'exceptionnelle attention accordée à mes travaux, non plus que les assurances flatteuses dont cet académicien s'est montré prodigue envers l'auteur, ne peut me faire oublier la censure dont mes principes ont été frappés du haut de la chaire

1

académique. Le soin de la vérité, le soin de mon honneur scientifique, et aussi les respectueux égards dus à l'organe de l'Académie, me font également une obligation de répondre à ces reproches graves, soit pour les accepter et faire amende honorable, soit pour m'en justifier en les réfutant.

M. le Rapporteur a trouvé à louer dans mes écrits l'*indépendance* et la *virilité*, et c'est sans doute à ces mérites surtout que je dois la *haute estime* dont il a bien voulu m'honorer publiquement ; dans cette louange de mon censeur, qu'il me soit permis de voir un encouragement à la franchise, et puisse-t-il à son tour y voir un motif d'indulgence si, par malheur, en débattant contre lui, j'allais tomber dans le défaut de mes qualités.

Je me sens d'ailleurs à mon aise vis-à-vis de l'Académie pour contredire à l'opinion de l'un des siens; je puis en effet, à cette opinion, opposer celle bien différente de plusieurs autres académiciens qui, en matière de physiologie et de médecine philosophiques, jouissent de la plus haute autorité parmi leurs collègues.

Que l'Académie me permette de lui rappeler d'abord les termes dans lesquels M. Cerise lui présentait, il y a deux ans, le livre que M. Chauffard a pris surtout à partie à l'occasion de mon Mémoire.

« Il est impossible de donner une idée exacte de ce livre, dit M. Cerise, en restant dans les limites d'une simple présentation ; je me bornerai à dire que les problèmes généraux de la physiologie, ceux qui la constituent dans son intégrité comme science d'application à la médecine, à la morale et à la ~~physiologie~~, y sont nettement posés, clairement discutés, et en partie bravement résolus. Je connais peu d'ouvrages consacrés à un si imposant sujet, qui témoignent d'une aussi ferme intelligence...... Je recommande ce remarquable travail, fortement médité, élégamment écrit, à l'acueil de l'Académie...» (Séance du 12 juin 1866.)

Je détache quelques lignes d'une autre présentation du même ouvrage faite à l'Académie des Sciences morales par M. LÉLUT, membre de l'Institut et de l'Académie de Médecine :

« Le livre se compose d'essais... très-savants, très-approfondis.... Le livre de M. Durand (de Gros) est l'œuvre remarquable d'un homme de talent très-versé dans toutes les questions de physiologie psychologique, très-capable lui-même d'en soulever de nouvelles et de les résoudre. » (Séance du 13 juillet 1867.)

Un autre éminent écrivain philosophe qui siége aussi sur les bancs de l'Académie de Médecine de Paris, et que j'ai l'honneur d'avoir pour collègue à la Société médico-psychologique, a porté sur mes travaux, dans un rapport sur ma candidature à cette Société, un jugement ainsi exposé :

« Chargé, dit M. PEISSE, de faire à la Société, au nom d'une commission composée de MM. Delasiauve, Foville et moi, un Rapport sur les titres présentés par M. Durand (de Gros) à l'appui de sa candidature de membre titulaire, j'ai, avant tout, à m'excuser auprès de la Société, de la commission et du candidat, du long retard apporté à cette communication. Ce retard, mo-

tivé par un état maladif qui, depuis longtemps, m'inter-
dit toute occupation d'esprit sérieuse et suivie, aurait
pu se prolonger encore, si je n'avais enfin cessé d'espé-
rer pouvoir donner à ce travail l'étendue et le soin que
réclamaient la valeur des titres soumis à notre appréciation et les mérites du candidat. Pressé par la nécessité, de jour en jour plus impérieuse, de remplir ce
devoir, j'ai dû, pour n'y pas faillir entièrement, me
borner à la simple mention des travaux de M. Durand.
Heureusement je peux me prévaloir, pour simplifier et
abréger à ce point ma tâche, de la notoriété acquise à
ces travaux dans le public scientifique et plus particulièrement dans la Société, qui, à diverses reprises, a
accueilli avec le plus vif intérêt la communication de
mémoires non moins remarquables par l'originalité et
la profondeur des vues que par la distinction de la
forme. Un de ces mémoires ayant pour titre : *Des propriétés organoleptiques et de l'influence réciproque de la
pensée, de la sensation et des actes végétatifs*, fut l'objet
d'un rapport, comme savait les faire notre éminent collègue Buchez, dont la parole avait ici la plus haute
autorité scientifique et morale. Bien que le mémoire
n'eût trait qu'à quelques applications (en grande partie médicales) d'une théorie générale psycho-physiolo-
gique exposée précédemment *in extenso* dans un ouvrage publié en 1855, sous le pseudonyme de Philips,
c'était évidemment à cette théorie que le consciencieux
rapporteur devait s'attacher pour apprécier la valeur
des résultats pratiques indiqués dans le mémoire. Son
examen et son jugement portaient ainsi sur l'ensemble

des publications de l'auteur à cette époque, et même,
par anticipation, sur ses publications postérieures, car
l'ouvrage dont M. Durand a fait, il y a quelques mois,
hommage à la Société (les *Essais de physiologie philosophique*), n'est en grande partie que la reproduction,
sous forme de petits traités distincts, de ses écrits anté-
rieurs, revus et corrigés ; accompagnés, il est vrai, d'ad-
ditions importantes, mais qui ne modifient ni n'al-
tèrent en rien les bases de ce qu'on peut appeler, dans
l'acception la plus favorable du terme, son système.

« Or, voici en quels termes Buchez résumait son
opinion sur le Mémoire, objet spécial de son rapport :
« Ce travail est *fort sérieux*, tout à fait *digne d'atten-
« tion*. Il consiste, en effet, dans la plus grande partie,
« en une coordination de faits physiologiques positive-
« ment démontrés ou reconnus probables... Je le con-
« sidère comme un *excellent travail* et un essai utile.
« Nous devons engager l'auteur à poursuivre ses
« recherches. Moi-même, dans l'examen qui précède,
« j'ai eu pour but de lui rappeler des *desiderata* et non
« une critique stérile. Je vous propose donc de ren-
« voyer ce mémoire à votre comité de publication, et
« d'adresser en même temps des remercîments et des
« encouragements à l'auteur. »

« Quant aux vues générales spéculatives de l'auteur
du mémoire, quant à sa philosophie psycho-physiolo-
gique, telle qu'elle était alors, dans un premier jet,
exposée dans son livre sur l'*Électro-dynamisme vital*,
Buchez ajoutait : « Nous allons ici entrer dans le do-
« maine de l'imagination, mais de l'*imagination*

« *savante* ; M. Philips est un *systématisateur puissant*
« *et hardi...* »

« ... Bien des gens seront ramenés à la méthode
« sérieuse et à l'étude des vrais problèmes, en voyant
« systématisées nettement et en lignes vigoureusement
« tracées des images qui, dans le crépuscule où on les
« regardait, faisaient illusion et simulaient une réa-
« lité. »

« Votre Commission, en examinant à nouveau les
titres de M. Durand, est arrivée aux mêmes conclusions
que Buchez, quant à la valeur et à la portée de ces travaux, et son rapporteur est heureux d'avoir pu, dans
la défaillance de sa plume, emprunter à celle bien autrement autorisée et compétente de notre regretté collègue, une expression à la fois si vive et si juste de
l'opinion que vos commissaires voudraient vous voir
partager et consacrer en vous associant M. Durand
comme membre titulaire de la Société médico-psychologique. » (*Annales médico-psychologiques*, année 1868,
p. 258.)

Un médecin journaliste, que l'Académie n'a pas encore reçu dans son sein, mais qu'en attendant elle a
appelé auprès d'elle, et dont elle a reconnu les grandes
et rares connaissances, les précieuses aptitudes, en le
plaçant à la tête de ses archives et de sa bibliothèque,
M. le docteur J.-M. GUARDIA, qui, en outre, s'est acquis un renom d'impartialité rigide et de sévérité
comme critique, nous a consacré ces mots dans la *Gazette médicale* du 29 février 1868 :

« Nous reviendrons sur ce point, dit-il, en examinant un livre remarquable de **M.** Durand (de Gros), l'unique médecin contemporain, à notre connaissance, qui ait soulevé d'une main ferme et avec compétence les quatre ou cinq problèmes capitaux de la haute physiologie et de la médecine philosophique. L'auteur de cet ouvrage, qui renoue heureusement une tradition interrompue depuis un demi-siècle, est un métaphysicien de la grande école, et il est doué d'une puissance d'analyse qui donne le vertige et qui est poussée jusqu'à la subtilité. »

Ce n'est point pour en faire parade que j'ai réuni ici ces témoignages ; quand j'aurais eu la vanité d'une telle pensée, je n'en eusse pas eu le mauvais goût. Mais, attaqué par un adversaire qui, déjà redoutable, s'est armé par surcroît du prestige de l'Académie, je puis, par une chance heureuse, me faire un bouclier de cette même arme : dédaigner un tel secours m'a paru téméraire et présomptueux.

Plusieurs physiologistes et médecins des plus marquants, soit de ce pays, soit de l'étranger, viendraient encore, s'il était nécessaire, me prêter l'appui de leur approbation ; mais il est temps de montrer que les principes sauraient au besoin se défendre seuls. Cependant, avant d'entrer en lice. qu'il me soit permis de mettre ma cause une dernière fois sous l'invocation d'un nom : ce nom est celui de mon illustre maître. le professeur DRAPER, de l'Université de New-York, qui est, comme personne ne l'ignore, l'un de nos grands expérimentateurs, et qui, *rarior avis*, a su prouver par son exemple que la philosophie et la science d'observation ont tout à gagner à être unies. Voici un passage d'une lettre que ce savant m'adressait en date du 7 décembre 1867. Je traduis :

« Non-seulement j'ai lu votre livre avec soin, mais j'en ai choisi plusieurs passages avec l'intention de les insérer (en vous en faisant honneur, bien entendu) dans la prochaine édition de mon Manuel de Physiologie, afin que vos idées deviennent familières à nos étudiants américains. Vous avez tant de choses nouvelles, et, je le crois du moins, tant de choses vraies, qu'aucun médecin ne saurait lire votre production sans y trouver un grand plaisir et un grand profit intellectuel. »

(I have not only read your book with care, but have selected passages from it, with the intention of inserting them (with a due acknowledgment to you) when I shall publish a revised edition of my Text-book on Physiology, so that your ideas may be made familiar to our American students.   You have so much that is new, and, as I believe, so much that is true, that no physician can peruse your production without a great deal of pleasure and mental profit.)

GROS, juillet 1868.

EXAMEN

DU

RAPPORT DE M. LE DR CHAUFFARD

Le rapport académique dont mes travaux ont été
l'objet, et qui va être examiné ici à son tour avec tous
les égards que je dois à l'Académie et à son honorable
Rapporteur, est-il, comme j'avais, je crois, le droit de
l'attendre, l'exposé impartial d'un juge instructeur?
Non, évidemment non : sous des formes polies et bénignes, c'est, j'ose le dire, un véritable réquisitoire froidement acharné à poursuivre une exécution capitale.
On m'y comble de courtoisies, je le reconnais; mais
ces compliments sont là comme ces fleurs dont on
couronnait jadis les victimes (1). Homme de parti,

(1) On peut se demander si, touché de ma mésaventure académique, le rédacteur de la *Gazette médicale de Paris* ne s'est pas inspiré
de cette situation particulière en présentant les réflexions suivantes, aussi sages que généreuses :

« La tribune académique, dit-il, est souvent érigée en tribunal,
non pas seulement pour juger sans appel les inventeurs de remèdes nouveaux...., mais encore les auteurs qui soumettent leurs travaux à l'appréciation de l'Académie. Ces auteurs sont généralement
des médecins, et des médecins qui ne sont plus des écoliers. Ces
auteurs, qui sont bien aises d'avoir le sentiment de l'Académie sur

homme de secte en matière de philosophie médicale,
M. Chauffard ne pouvait traiter avec équité des idées

leurs propres travaux, ne sauraient être confondus avec les compé-
titeurs qui se disputent un prix..... Or, autre chose est de pronon-
cer sur des œuvres anonymes, autre chose est de juger des auteurs
dont le nom est connu et dont le travail a été lu le plus souvent en
séance publique. Le rapporteur ne parle pas, ne doit pas parler du
moins, de son chef; il n'est et ne doit être que l'organe de la commission, car les médecins qui soumettent leurs travaux au jugement de l'Académie sollicitent, par le fait, l'opinion de la Compa-
gnie et non celle de tel ou tel de ses membres; c'est à un jury
compétent qu'ils s'adressent et non pas à un juge. De sorte qu'ils
ont sujet de s'étonner, et même de se plaindre, lorsque, au lieu
d'un rapporteur impartial, ils rencontrent un adversaire passionné
ou, qui pis est, un exécuteur impitoyable.

« Un rapporteur a sans doute toute la liberté que lui accordent la
tradition, les convenances et sa compétence; mais il n'a pas le
droit de censure, bien différent du droit de critique; il ne peut,
sans manquer à sa mission, sacrifier un confrère à sa vanité, à son
orgueil, à son hostilité. Qu'il se récuse, s'il n'est pas sûr de pouvoir
se contenir, tel est son devoir; et, s'il ne sait pas résister à l'entraîne-
ment du polémiste, qu'il n'engage pas la responsabilité de ses collègues de la commission..... Ce qu'on appelle un éreintement en
argot littéraire est du plus mauvais effet à la tribune académique.
Ces sortes d'exécutions sont d'autant plus choquantes à l'Académie
que la victime est purement passive et n'a point la parole. » (Gazette méd. du 4 juillet 1868).

Sauf un seul point, sur lequel je fais mes réserves (celui qui est
relatif à la nature des mobiles auxquels obéiraient certains rap-
porteurs de l'Académie quand ils méconnaissent l'esprit de leur
mandat), ces observations s'appliquent à mon cas avec une précision
merveilleuse. Je puis dire, sans indiscrétion, je l'espère, et certainement sans risquer d'être démenti, que le jugement de M. Chauffard sur mon Mémoire lui est purement personnel, que les deux
autres commissaires ses collègues n'avaient eu aucune connaissance
de son rapport avant d'en entendre la lecture publique, et que l'un
d'entre eux, un savant éminent, a exprimé sa surprise et ses re-
grets de se trouver associé à un verdict aussi défavorable, *aussi contraire à son opinion personnelle*, et, a-t-il ajouté, TRÈS-INJUSTE à mon
égard.

nouvelles, quelles qu'elles fussent, et alors surtout que, tout en prétendant concilier les rivalités de doctrine à l'aide de solutions supérieures, ces idées n'en viennent pas moins menacer toutes les idoles et toutes les idolâtries doctrinaires. Un ami vrai de la philosophie eût vu tout au moins, dans mes efforts, une initiative digne d'encouragement, une méritoire tentative pour ramener la science au culte déserté des idées générales ; M. Chauffard ne devait y voir qu'une atteinte à la vieille orthodoxie vitaliste et spiritualiste, une hérésie dangereuse qu'il fallait écraser dans l'œuf, à tout prix.

Un premier mouvement, toutefois, semble l'avoir porté à être juste : son rapport débute par une esquisse fragmentaire de ma doctrine, et cette esquisse est tracée d'une main assurément fort habile et presque tout aussi fidèle ; et, n'étaient çà et là quelques coups de crayon malicieux qui font tourner le portrait à la caricature, je signerais volontiers cette première partie de l'œuvre du Rapporteur. Je tenais à faire cette déclaration pour répondre aux paroles suivantes, qui sont comme un appel indirect à ma loyauté :

« Ce mémoire, dit M. Chauffard (il s'agit de mon Mémoire, objet du Rapport), résume une publication importante publiée par le même auteur sous ce titre : *Essais de physiologie philosophique*. C'est tout un plan de réforme de l'anatomie générale, de la physiologie et de la médecine à exposer et à juger : c'est tout un ensemble de théories abstraites à dérouler devant vous, sans les amoindrir quant aux traits essentiels, sans fatiguer cependant votre attention, et sans occuper vos moments par des développements excessifs. Je vais m'efforcer d'apporter à cette première tâche une scrupuleuse exactitude afin d'obtenir de l'auteur au moins ce témoignage que j'ai tout fait pour traduire clairement sa pensée. »

Après avoir satisfait à cette promesse, comme je l'ai déjà dit, en résumant mon Mémoire (ainsi que certaines parties d'un de mes livres ayant trait aux mêmes questions) dans un exposé méthodique et exact au fond, bien que quelque peu outré et parodique dans la forme, le Rapporteur arrive à la partie critique de sa tâche, et il y prélude ainsi :

« Je viens, dit-il, de retracer devant vous un long enchaînement de conceptions embrassant la physiologie entière. Elles constituent un tout systématique où les témérités abondent, et appellent d'irrésistibles et trop faciles contradictions. Irai-je sonder les unes après les autres toutes ses assertions, vous montrer combien, trop souvent, elles sont illusoires et contraires à l'observation ? Dirai-je les interprétations gratuites, les généralisations abusives à l'aide desquelles certains faits d'anatomie comparée et de mécanique abstraite sont devenus le fondement et la loi de la physiologie humaine ? Énumérerai-je enfin toutes les suppositions hardies, mais indémontrables, auxquelles se trouve peu à peu conduit ce savant écrivain, par les nécessités successives que lui impose l'édification complète de son système pathogénique et thérapeutique ? Ce serait là, Messieurs, une tâche ingrate, pénible, et au demeurant peu utile. Je ne tenterai donc pas un examen méthodique, une appréciation détaillée du mémoire que j'ai analysé devant vous : je me bornerai à rappeler et à défendre la vérité fondamentale méconnue dans ce mémoire, et dont la notion vraie et entière eût suffi à retenir l'auteur sur la pente où il a glissé, et l'eût ramené à la saine vue des choses vivantes qu'il étudiait. Cette vérité, mère de la plupart des grandes vérités médicales, c'est l'unité de la personne humaine. »

Tel est le jugement rendu par M. le Rapporteur de l'Académie; je le lui demande respectueusement, comment pourrais-je y voir autre chose qu'une diatribe ? Il accumule sur moi toutes les charges qui peuvent ruiner la considération d'un savant, et il se croit dispensé de motiver ses accusations. Que dis-je! il ne condescend pas même à préciser les torts qu'il m'impute. Il attache une importance exceptionnelle à mes doctrines, le soin patient qu'il a mis à les étudier et la peine qu'il s'est donnée pour les discréditer en témoignent ; et cependant il déclare qu'elles ne méritent aucunement qu'on s'y arrête pour les réfuter en détail. Il les condamne en bloc et sommairement, et il passe outre pour disserter à loisir sur le principe de l'unité, dont je suis dénoncé par lui comme l'ennemi juré, mais sans qu'il daigne me dire pour quel fait, et sans plus s'occuper de mes propres idées sur ce sujet que si elles eussent été étrangères au débat. *Assertions illusoires et contraires à l'observation, interprétations gratuites, généralisations abusives*, voilà certainement des accusations dures à entendre pour un écrivain scientifique qui ne prise rien tant que l'exactitude, et qui met son honneur et sa religion à être l'interprète scrupuleux de la vérité ; mais comment repousserait-on de semblables coups ? comment atteindre quelque chose de si indéterminé, de si vague ? un fantôme est-il plus insaisissable ? A cette

détraction banale, on se voit réduit à répondre par
une autre banalité, par une mise en demeure de préciser et de prouver.

Imputations, insinuations, prétéritions, équivoques ;
telle est la tactique de mon accusateur, telle est la
guerre qu'il me fait ; mais est-ce là de la bonne guerre,
est-ce une guerre loyale et vaillante ? De telles ma-
nœuvres sont peut-être de l'habileté, mais elles sont la
dernière ressource et le signe certain de la faiblesse.
Deux ou trois fois pourtant le prudent ennemi se ha-
sarde à moitié sur le terrain des articulations nettes et
précises : c'est là que je réussirai peut-être à saisir ce
protée, et alors puissé-je lui faire éprouver, mais au
seul dommage de l'erreur, un peu de cette *puissance* (1)
qu'on accorde trop libéralement à nos chétives facultés, et qu'on refuse de voir dans les vérités nouvelles
auxquelles nous devons le peu que nous sommes.

Le premier grief articulé contre moi par le Rapport,
c'est d'avoir osé mettre en doute l'infaillibilité de Bichat en signalant et stigmatisant l'une, et assurément
la plus grave, des nombreuses erreurs qui ont échappé
à cet esprit supérieur : celle qui consiste à avoir confondu la physiologie générale avec l'histologie, et, con-
sécutivement, à avoir exclu la notion d'organe et la
notion d'appareil de toute considération abstraite. Il
s'agit là pourtant d'une méprise manifeste, palpable,
et que M. Chauffard peut toucher du doigt ; mais,
qu'importe ? le dogme de l'autorité ne doit-il pas être

(1) « Si M. Durand (de Gros) entre dans cette voie, dit le Rapport,
il y marquera sa trace ; car il a à son service des facultés puissantes... »

absolu, en matière de foi physiologique comme en
matière de foi religieuse?

« L'auteur, dit le Rapport, n'a pas d'expression trop
énergique pour condamner cette prétendue erreur de
Bichat. » On lira ci-après, dans mon Mémoire, une appréciation de M. le docteur Segond, ancien agrégé de
la Faculté de Médecine de Paris et collaborateur de
MM. Littré et Ch. Robin, où cette *prétendue* erreur n'est
pas condamnée moins sévèrement par cet adepte d'une
École qui a choisi le grand physiologiste français pour
l'une de ses colonnes principales.

Un peu plus loin, le Rapport continue avec ironie :
« Cette ignorance, que l'on dit si profonde, vous surprend peut-être, Messieurs ; vous croyez difficilement
que la notion d'organe soit aussi méconnue que le
soutient M. Durand. A cette question : qui donc ignore
ce que c'est que l'organe? l'auteur répond lui-même :
tout le monde, en tant que ce terme est affecté, suivant
l'intention de Bichat, à l'expression d'un degré anatomique déterminé. »

Oui, je soutiens que la notion d'organe est encore à
l'état d'énigme, à l'état de vague et vain concept, dans
les idées du physiologiste; je soutiens que ce terme
est encore privé de sa définition rigoureuse, qu'il im-
porterait tant d'établir! Cette proposition, qui semble
éveiller un sourire dédaigneux sur les lèvres du Rapporteur, a été suivie d'une démonstration catégorique
faite à l'aide d'un rapprochement de textes qui ne
saurait laisser le moindre doute dans l'esprit. Ces
preuves sont-elles attaquées par mon honorable contradicteur? En aucune sorte ; il a trouvé préférable de
s'en taire, comme pour faire accroire qu'il ne s'a-

gissait là que d'une de ces « assertions gratuites »,
d'une de ces affirmations en l'air, qui, d'après lui, me
seraient habituelles.

Je néglige, j'en conviens, de faire montre d'érudition en citant les anciens auteurs primesautiers que
M. Chauffard me fait l'honneur de me donner pour
devanciers, mais je me défends d'avoir eu à leur égard
le sentiment injuste qu'on me prête ; je les aime et je
les honore, malgré leur insuffisance et leurs écarts, et
j'éprouve pour ces penseurs la gratitude d'un homme
qui, par le temps qui court, recherchant avec avidité
le commerce d'intelligences libres, originales et fortes,
aurait grand'peine à se satisfaire, n'était la société des
morts. Tout en me faisant un grief de ma réserve,
M. Chauffard en a indiqué le vrai motif, et j'y trouve ma
justification : « Comme beaucoup de novateurs, dit-il,
M. Durand (de Gros) semble dédaigner notre passé
médical ;..... *il ne veut devoir qu'à la science actuelle
les preuves physiologiques et positives* dont ses idées ont
tant besoin. »

La vérité est que je suis fort loin de dédaigner le
passé, mais en même temps je ne suis point de ceux
pour qui alléguer l'autorité des maîtres tient lieu de
toute raison, de toute preuve, de toute recherche,
de tout progrès. *Magister dixit :* telle est la devise de
M. Chauffard ; ce n'est pas la mienne.

J'ai qualifié en effet de *distraits* — et j'aurais pu ce
me semble être beaucoup plus sévère sans être moins
juste — les physiologistes qui, pour expliquer certains
phénomènes réflexes de l'innervation de la moelle, ont

imaginé un *sentiment sans conscience* et des siéges de *sensations non perçues*. J'aurais pu dire que ce sont là des *énormités*, et M. Chauffard, en sa double qualité de psychologue et de spiritualiste, aurait dû applaudir à mon indignation. Comment ! il en est donc à se figurer, lui aussi, avec le vulgaire des hommes de microscope et de scalpel, qu'il puisse exister des sensations non senties, non perçues !

Il m'en coûte toujours, dans le juste sentiment de mon humilité, d'avoir à en remontrer à un immortel ; aussi m'estimé-je vraiment favorisé du sort quand il m'est donné de pouvoir me décharger sur l'un de ses pairs d'un soin aussi délicat. Voici donc comment s'exprime, sur le sujet qui nous occupe, M. Lélut, membre de l'Académie de Médecine et membre de l'Institut, dans sa *Physiologie de la Pensée :*

« Il y a une première proposition, un premier fait plutôt, à énoncer, que ne contestera aucun philosophe, mais que méconnaissent et qu'obscurcissent, comme nous l'avons déjà vu, de la manière la plus étrange, un grand nombre de physiologistes. *Il n'y a sensibilité que là où il y a sentiment, conscience,* le moindre degré de conscience. Ce sont là notions vulgaires qu'on ne devrait pas avoir à rappeler. » (*Physiologie de la Pensée.* Paris, 1862, 2ᵉ édit., t. Iᵉʳ, p. 101.)

Le Rapport met une affectation malicieuse à relever divers passages de mes *Essais*, reproduits de mon premier ouvrage publié en 1855 (1), où j'ai fait usage du mot *âme*, un mot que j'ai soigneusement évité dans mes

(1) *Électro-dynamisme vital*, in-8°, sous le pseudonyme de *Philips.*

publications récentes, et particulièrement dans mon
Mémoire, par la crainte des fausses interprétations et
des insinuations peu bienveillantes. Mais quoi ! ce nom
n'est-il donc pas un nom sacré pour tout vrai spiritualiste et bon catholique, et, à ce double titre, M. le Rapporteur n'en professe-t-il pas hautement le respect ? Sans
doute, mais l'esprit est prompt et la chair est faible, et
ce religieux respect, nous l'avons sacrifié à la satis-
faction mondaine de mettre de notre côté les rieurs
des banquettes matérialistes. De combien d'autres sacri-
fices, de combien d'autres immolations tout aussi peu
méritoires, le consciencieux et pieux orateur ne s'est-il
pas préparé le remords ! Pour le plaisir de faire voir
en moi un mystagogue et de me livrer comme tel à la
risée des ennemis de ses propres croyances (s'imagi-
nant sans doute que j'aurais pu trouver en eux un appui), il renonce pleinement à déguiser une hostilité en
si choquant désaccord avec un mandat tout d'impartialité et de modération ; et il renonce même à mettre
sa bonne foi à couvert. En effet, M. Chauffard s'applique de toutes ses forces à faire entendre que j'ai em-
ployé une expression, usuelle d'ailleurs chez les philosophes et les physiologistes, dans une acception antiscientifique et ridiculement mystique ; et M. Chauffard
a lu pourtant, et chacun pourra lire, dans mon livre,
la déclaration suivante — elle y figure sous un titre
spécial et y est reproduite ailleurs plusieurs fois — dont
je n'aurais jamais cru possible, avant d'en avoir fait
l'épreuve, qu'un adversaire loyal pût ne point tenir
compte. La voici :

« Nous croyons, ai-je écrit, devoir donner une
courte explication sur l'emploi que nous avons fait du

mot *âme*..... Nous avons fait usage de cette expression
dans son acception purement phénoménologique, ne
voulant point préjuger la question ontologique qui s'y
rattache. En parlant de l'âme, nous voulions désigner
la catégorie très-naturelle qui embrasse la sensibilité et
la pensée. On serait donc tout aussi mal fondé à nous
faire un procès pour ce mot que pour ceux de sensibilité, de motilité, de contractilité, etc. D'ailleurs, nous
nous sommes conformé sur ce point à la définition donnée, dans leur *Dictionnaire de médecine*, par MM. Littré
et Ch. Robin, qui ne sauraient être suspects de mysti-
cisme. » (*Essais de Phys. phil.*, p. 36.)

Comme cela est indiqué dans une citation qui précède, le Rapport est en très-grande partie consacré à
une apologie de *l'unité de la personne humaine*, et
il y est dit formellement que mon erreur capitale,
c'est de m'être mis en révolte contre ce dogme. L'on
s'attendrait donc à ce que la dialectique de l'apologiste
se mît en devoir d'exposer mon hérésie et de la châtier.
Mais point du tout : M. Chauffard s'en prendra à je ne
sais quelles opinions qui me sont pour le moins aussi
étrangères qu'à lui-même, et, après s'être longuement
escrimé contre elles, c'est de moi qu'il s'applaudira
d'avoir triomphé. Si encore on pouvait savoir au juste ce
que M. Chauffard défend et ce qu'il combat ! Mais notre
critique est de ces philosophes, fort nombreux, les plus
nombreux de tous, je l'accorde, qui semblent s'être
donné à tâche de faire prendre le nom de la philosophie en aversion par les savants et quiconque refuse de
se payer de mots creux et de voir autre chose qu'un
galimatias détestable dans la plus élégante et sonore

phraséologie où le bon sens et tout sens font défaut.
Notre savant académicien disserte de l'unité comme
la plupart des gens dissertent de Dieu, de l'âme, de
l'esprit, c'est-à-dire sans avoir aucune idée arrêtée
à mettre sous ces trois syllabes. Ce terme est susceptible, en effet, de plusieurs acceptions très-dis-
tinctes ; ainsi, il désigne le principe du nombre dans
toute quantité homogène, abstraite ou concrète, ainsi
que la qualité opposée à celle de pluralité ; il désigne
également un ensemble de parties, de même nature ou
non, qui, par leur réunion systématique et harmo-
nieuse, constituent un tout complet, un entier ; ce mot
exprime encore l'attribut essentiel de l'unité prise sub-
stantivement dans ce dernier sens. C'est ainsi qu'un
édifice est une unité, et que l'onparle de l'unité d'un
édifice, etc. Il est donc diverses *unités*, dont il serait
beaucoup trop long d'exposer ici la théorie différentielle ; or notre zélé défenseur de l'unité brouille toutes
ces unités ensemble, et sans cesse il applique à celle-ci
ce qui n'est vrai que de celle-là, et *vice versâ*, de sorte
que son argumentation court d'un bout à l'autre à che-
val sur un quiproquo.

Cependant confondre l'*unité de la personne humaine*,
c'est-à-dire, ainsi qu'on l'a entendu jusqu'ici, l'indivisibilité de la conscience, avec l'*unité de l'organisme*,
c'est plus qu'il n'était permis d'attendre des distractions
d'un philosophe, médecin trop occupé sans doute. De
tout mon corps ne restât-il que la tête, si l'activité
mentale pouvait y être artificiellement entretenue par
une injection de sang dans les carotides, conformément
à une expérience pratiquée avec succès sur des quadru-
pèdes par M. Cl. Bernard, et qu'il a racontée il y a quel-

ques mois dans la *Revue des deux mondes*, il est évident
que mon unité morale, l'unité du moi, de la conscience,
serait entière, tout comme elle est entière chez un
homme amputé des quatre membres ; ceci d'ailleurs est
une thèse favorite du spiritualisme, et par conséquent
elle doit être familière à M. Chauffard. Mais si la personne, l'être moral de l'homme, a conservé son intégrité dans ce cas, peut-on en dire autant de son organisme ? incontestablement non. L'unité de l'organisme
humain peut donc être profondément entamée sans que
l'unité de la personne en ait reçu la moindre atteinte.

Mais que faut-il entendre au juste par l'unité de
l'organisme? On peut dire de l'organisme qu'il constitue une unité, c'est-à-dire un tout dont les parties se
complètent les unes les autres et forment entre elles
une combinaison qui les fait concourir à un commun résultat collectif; on peut également dire qu'il
y a unité dans l'organisme, pour désigner cet assemblage harmonieux de ses parties qui est la con-
dition d'un tel résultat. Toutefois, qu'on prenne
cette expression dans un sens ou dans l'autre, il
est un fait admis par tout le monde, c'est que tout
corps organisé est un et multiple, c'est-à-dire un
entier composé, une unité dans la variété. Donc personne, sans en excepter M. Chauffard, ne songe à
contester cette variété organique ; et personne non
plus n'a jamais songé, que je sache, à mettre en doute
l'unité des diverses parties organiques composantes,
c'est-à-dire le système d'ensemble, le système déterminé qui les relie entre elles et en fait un tout
constitué et clos sous le double rapport anatomique et physiologique. Maintenant, voici la question

que j'ai soulevée, et c'est le seul point sur lequel
je sois justiciable de la critique en ce qui a trait
à l'unité de l'organisme : c'est de savoir si l'analyse de cet ensemble ne peut nous donner que des
fractions; ou si cette unité composée est susceptible de se décomposer en un certain nombre d'unités composantes, d'unités simples, de même nature
qu'elle-même, et qui seraient en quelque sorte à
l'organisme total ce que l'unité est au nombre dans
toute quantité concrète homogène.

Il faudrait à coup sûr être beaucoup moins péné-
trant et beaucoup moins instruit que ne l'est M. Chauffard, ou être bien inattentif, pour ne point saisir
la portée d'un pareil problème et l'utilité d'une
pareille enquête : qui pourrait ne pas voir que,
si l'idée si complexe, si confuse, si inextricable,
si insaisissable de l'ensemble organique pris en bloc
était susceptible d'être ramenée à l'idée d'un organisme simple se répétant soi-même invariablement,
avec de pures modifications secondaires, pour arriver à constituer l'organisme résultant ; qui pourrait,
dis-je, ne pas voir que la théorie de cet organisme
élémentaire aurait la même valeur pour la physiologie que la théorie du levier pour la mécanique? Il
suffit de connaitre les lois très-simples de cette
très-simple machine qu'on appelle le levier, pour
se rendre nettement compte, et avec une facilité
admirable, des mécanismes les plus compliqués et
les plus obscurs, lesquels fussent à jamais restés pour
l'intelligence des énigmes impénétrables n'eût été
la réduction de toute unité mécanique composée
à cette unité composante, à cette partie fondamen-

tale, dans laquelle le tout se retrouve, sous une forme saisissable, dans tout ce qu'il a d'essentiel. Pareillement, suffirait-il de déterminer l'unité physiologique élémentaire intégrante, s'il en est une, pour avoir la clef de la mécanique vitale, et pour pénétrer sans peine nombre de mystères qui nous paraissaient à jamais fermés .

Or j'ai avancé que telle est la loi de l'organisation animale; j'ai affirmé et je crois avoir établi que l'économie doit être envisagée, par le physiologiste et par le médecin, comme un système de petits organismes, d'organismes élémentaires, coordonnés en une grande unité totale, mais possédant, chacun en soi, tout ce que la dynamique vitale a d'essentiel. Et qu'est-ce qu'elle a d'essentiel ? — les quatre facteurs complémentaires suivants : une force initiale et intime, ou centre vital; un centre nerveux et ses tubes conducteurs; un organe différentiel ou instrument de rapport ; et enfin une force externe spéciale ordinairement désignée sous le nom d'agent physiologique. Telle est donc la composition de mon sous-organisme, ou organisme élémentaire théorique, que j'ai cru devoir caractériser méthodiquement par la dénomination d'*organe entier primaire.*

Oui, telle est, suivant moi, la base de la constitution de la vie chez tous les animaux et particulièrement dans l'homme. Les arguments du Rapporteur ont-ils mis cette proposition à néant ? Il n'a même pas essayé de l'attaquer en face; le Rapport se borne à alléguer, sans preuve aucune, que cette conception de la composition de l'organisme est la négation de son unité. Mais, comme je l'ai déjà fait observer, M. Chauffard, par le plus grave des abus, confond l'unité du moi et l'unité du corps; pour arriver à me disculper, je me vois donc dans la nécessité de diviser son accusation, et d'établir séparément que ma théorie organologique ne porte atteinte ni à l'une de ces deux vérités ni à l'autre.

En ce qui concerne le principe de l'unité anatomique et physiologique, je proteste que mon organologie est tout aussi éloignée, et bien plus éloignée encore d'être en désaccord avec ce principe que les *archées* de Van Helmont et les *sensibilités locales des organes* de l'également illustre Bordeu, deux hommes auxquels M. Chauffard prodigue la louange sans réserve. « Van Helmont, dit-il, pénétra plus avant qu'aucun de ses contemporains dans l'idée de vie organique, de sensibilité propre des tissus et des organes; il sut constituer l'indépendance relative des parties vivantes, et la dégager du sein de l'unité absolue et tout idéale où, depuis Hippocrate, elle gisait méconnue et improductive pour la science. »

Et ailleurs : « En lui recommandant le sens de l'unité, nous ne demandons pas que la physiologie renonce à ces notions de *vie particulière*, de *centres spéciaux de vitalité*, notions que Bordeu a introduites dans la science... Il ne nous est pas permis en ce moment de faire valoir l'importance de l'étude de ces VIES LOCALES, *les applications fécondes qui en dépendent en physiologie comme en pathologie*. Nous dirons seulement qu'à mesure que l'unité vivante s'élève et domine, elle ne saurait se traduire en nombres, passer au phénomène et à l'acte qu'en *multipliant ces centres d'activité organique*.... Une unité animale puissante et riche a besoin de se répartir et de se décomposer en *centres fonctionnels nombreux....* De la sorte s'établit l'indépendance relative et l'harmonie constante de fonctions très-diverses. »

Ces paroles, cette profession de foi formelle, sont de M. Chauffard, qu'on le sache bien, et non de moi; et, après cela, c'est le même M. Chauffard qui me met au ban des physiologistes et des médecins pour avoir, dit-il, ouvertement méconnu le principe de l'unité en professant que l'organisme est une unité composée susceptible de se résoudre en une série d'unités simples de nature analogue..! M. Chauffard se prononce catégoriquement, *carrément,* pour la notion « de vie particulière, de centres spéciaux de vitalité » et de « *vies locales* », ainsi que pour « les applications fécondes qui en dépendent en physiologie comme en pathologie » ; il fait gloire à Van Helmont et à Bordeu d'avoir, les premiers, appelé l'attention sur ces vérités cachées, et parce que j'ai développé ces vérités, parce que j'ai dégagé une loi entière et exacte, une loi scientifique immédiatement susceptible d'applications pratiques, de ce qui, avant moi, n'était qu'à l'état de partiels et vagues aperçus (aperçus si souvent noyés dans les plus folles divagations), moi je suis précipité aux gémonies, tandis que mes précurseurs sont portés aux nues (1)! Telle est la logique de M. le Rapporteur, telle est sa justice distributive ; *ab uno disce omnia.*

(1) M. Chauffard, suivant la fraternelle tendance des contemporains, exalte les morts afin de rabaisser les vivants ; qu'il vante donc Bordeu, j'y applaudis des deux mains, mais qu'il me permette une simple question : est-il bien assuré dans son âme et conscience que, s'il eût vécu au temps de ce novateur persécuté, il eût également pris parti pour ses doctrines, et qu'il ne se fût pas joint à ceux qui frappèrent d'interdiction le courageux docteur de Montpellier ?

Aurais-je par hasard été plus particulariste que Van Helmont et Bordeu ou que M. Chauffard? Ai-je tenu compte moins qu'eux des conditions d'unité de vie collective dans la diversité de ces « vies particulières », de ces « vies locales » ? Ce serait vraiment difficile ; mais on pourra me juger d'après ce passage que je prends dans mon livre entre vingt autres du même genre :

« A mesure que l'on s'élève sur l'échelle des êtres, ai-je écrit, on voit les organismes composants passer peu à peu à l'état d'organes par leur spécialisation fonctionnelle, et en se *solidarisant de plus en plus, au point d'arriver finalement à la plus étroite dépendance mutuelle* chez les vertébrés supérieurs. » (*Essais de physiologie philosophique*, p. 271.)

On le voit, je ne suis pas moins unitaire, en physiologie, que mon détracteur, et persistât-il à être à cet égard d'un autre avis, cet avis, j'en suis certain, ne serait partagé par personne en présence des citations que je viens de rapprocher.

Voyons maintenant si j'aurais péché davantage contre l'unité de la personne humaine ou du moi.

Je le répète, M. Chauffard oublie sa philosophie et son spiritualisme jusqu'à laisser oblitérer toute distinction entre l'unité psychologique et l'unité physiologique ; c'est à tel point qu'il arguë de l'indivisibilité de la conscience en faveur de l'indivisibilité de l'organisme. « Celui, dit-il, qui sait regarder, etc. D'ailleurs, si quelque doute subsistait dans son esprit, il ne se croirait pas autorisé à nier, sur la foi d'une unique expérimentation, une vérité que l'observation des siècles consacre, que la conscience atteste par l'*idée du moi*, idée que les *sophismes contraires* ne sauraient effacer. »

Il est inutile, je crois, de s'appesantir de nouveau sur
la méprise si prodigieuse par laquelle mon adversaire est
amené à faire dépendre l'unité organique de l'unité du
moi : la plante, pour en finir par un exemple, n'est-
elle pas une unité organique? Sans doute, et cependant
ce n'est pas M. Chauffard qui voudrait prétendre que
cette vérité s'atteste *par la conscience*, *par l'idée du
moi*.

Mais je n'ai aucune envie de triompher de cette défaillance de mon antagoniste; qu'il soit seulement bien
entendu que je pourrais avoir méconnu le principe de
l'unité du moi sans avoir pour cela attenté au principe
de l'unité organique. Cela dit, ai-je réellement méconnu l'unité du moi, et dois-je accepter la place
qu'on m'assigne entre les *sophistes* qui s'évertuent à
effacer cette idée? Il faut bien que le lecteur me permette, une fois encore, de me citer moi-même. Voici
donc ce qu'on peut lire dans mes *Essais*, à partir de
la page 143 de ce volume :

« Il est mathématiquement faux, ai-je écrit, de faire
coïncider le moi, le principe pensant, avec l'étendue :
on conçoit en effet, avec toute l'évidence d'un axiome
de géométrie, que le moi, répandu sur une série de
parties *géométriques*, pour ne pas dire ici *matérielles*,
se fractionnerait en autant de moi distincts, et que ce
fractionnement, c'est-à-dire cette multiplication du
moi, ne pourrait avoir pour limite que la divisibilité de
l'étendue, c'est-à-dire l'infini... »

Et à la page 278 du même livre :

« La génération du fait de *comprendre*, de *vouloir*,
de *sentir*, peut-elle être rapportée au cerveau en tant
qu'un acte propre de cet agent? Non, car le cerveau est

une masse, et il est évident que la pensée et le sentiment, étant des manifestations subjectives, c'est-à-dire
des états, des modifications de la conscience, du moi,
sont des actes ne pouvant se passer que sur un point,
sur un point rigoureusement mathématique, sans quoi
l'unité du moi serait détruite, et avec elle la conscience, et par conséquent la pensée et le sentiment... »

Aussi bien que M. Chauffard, je regarde l'opinion
des matérialistes, telle du moins qu'elle est formulée
par ceux qui se sont donné jusqu'ici ce titre, comme
une erreur, et une erreur grossière, j'ose le dire, car
elle prend évidemment l'effet pour la cause ; fait naître
le mouvement de l'inertie ; l'activité, de la passivité ;
l'existence, du néant (1). Oui, une telle conception

(1) Pour être juste envers le matérialisme, il faut reconnaître
qu'il en est de cette doctrine comme de toutes les doctrines les
plus opposées entre elles, ou le plus complétement erronées en
apparence : il a sa part de vérité, et là réside sa force et sa raison
d'être. Et cette part est très-importante ; la séparer nettement et
une fois pour toutes de son alliage d'erreur serait un grand résultat
pour la philosophie, un grand pas vers la solution de l'interminable
procès ontologique. « Si l'on fait émaner l'objet du sujet, dit Hamilton
(*Fragments philosophiques*, traduct. de M. Louis Peisse), c'est l'idéalisme ; si le sujet de l'objet, le Matérialisme. » Oui, tel est bien le
caractère différentiel du matérialisme, telle est bien sa définition
exacte, si on le prend à la lettre, si on ne le juge que sur la formule
dont il s'est revêtu, et alors sa condamnation est inévitable pour
quiconque examine la question avec l'intelligence d'un philosophe ;
mais en se donnant une telle formule, le matérialisme ne s'est-il
pas donné un tort gratuit ? N'a-t-il pas abandonné son véritable
terrain, son terrain natif sur lequel il était inexpugnable dans le
vrai, pour se porter inconsidérément, en pure perte, sur un point
intenable ? Un principe autre que celui qu'elle affiche est au fond,
est la racine même, de cette doctrine, et c'est de lui qu'elle tire
toute sa sève, c'est par la force de ce principe qu'elle exerce aujour-

ontologique me paraît un contre-sens, une absurdité,
tranchons le mot ; mais, loin de lui avoir accordé mon
adhésion, je n'ai manqué aucune occasion de la combattre, et, si les convenances le permettaient, je ne
craindrais pas d'ajouter que nul philosophe n'a plus
fait que moi pour tirer les esprits de cette illusion.

Je ne reculerai pas devant une objection sérieuse qui

d'hui sur l'élite des hommes de science un attrait immense, car ce
principe est une immense vérité : l'*Unité de la substance*.

En déclarant que la forme élémentaire de cette unique substance
est la *matière* et non *l'esprit*, les théoriciens du matérialisme attes-
tent leur inexpérience en analyse métaphysique, ils parlent en gens
qui connaissent mal la valeur des termes employés et qui se ren-
dent un compte très-inexact de ce dont il s'agit. Le fait est qu'une
telle proposition est une extension abusive, un faux corollaire, du
principe de l'unité de la substance, qu'il compromet gratuitement ;
et en ceci le matérialisme ne se met pas seulement en désaccord
avec l'ontologie psychologique ou subjective, mais il se met en contradiction flagrante avec les résultats de l'ontologie objective des
chimistes et physiciens contemporains au sentiment unanime des-
quels (je parle de ceux qui pensent) l'idée de substance ou matière
se résout en l'idée de *force pure* : « Il ne croyait même pas à l'existence de la matière, loin de lui tout accorder... Ce que l'on appelle
la matière n'était à ses yeux qu'un assemblage de centres de force. »
Ainsi s'exprime M. Dumas en parlant de Faraday, et cette opinion
de l'illustre physicien anglais est la conclusion uniforme à laquelle
arrivent tous ceux qui, de nos jours, poursuivent la composition de
la matière dans ses secrets intimes ; Tyndall, Berthelot, Clausius,
Graham, etc., etc., tiennent à peu près le même langage.

Que les matérialistes en reviennent et s'en tiennent à l'affirmation de l'*Unité de la substance*, et ils n'iront pas se heurter fort mal
à propos à l'idéalisme ; ils n'auront plus affaire qu'au *spiritualisme*,
c'est-à-dire à l'hypothèse de la dualité de la substance, à l'hypothèse
des deux essences premières, irréductibles et indépendantes ; et,
n'ayant plus devant eux que cet adversaire (dont le fort et la faiblesse gisent également dans l'abus de son principe véritable), leur
victoire sera aussi prompte et aussi complète que légitime.

Il y aurait encore à relever à l'avoir du matérialisme un avan-

peut avoir ici sa place, et que M. Chauffard eût pu me faire s'il n'en avait trouvé la réfutation anticipée, et longuement développée, dans mon livre. Comment, dira-t-on, l'unité du moi existerait-elle dans un organisme animé qui serait une agrégation d'organismes animés, *è pluribus animalibus unum*? Il y aurait donc plusieurs moi, dans cet organisme? et alors où serait l'unité psychologique d'un tel organisme?

Je le déclare ici après l'avoir déclaré ailleurs tant de fois, je le déclare au nom de l'observation pathologique et de l'observation expérimentale, au nom de l'embryogénie humaine et de la physiologie comparative; je le déclare au nom des faits et au nom de la logique : de même que les centres nerveux de la moelle et du système ganglionnaire sont histologiquement, organologiquement et physiologiquement comparables au centre

tage d'un autre genre dont les adhérents de cette croyance feront sans doute peu de cas, mais qui n'en est pas moins un argument assez piquant à opposer à leurs accusateurs. La doctrine de la substance unique n'a pas seulement de son côté l'ontologie psychologique et l'ontologie physique, elle a pour elle encore, quoi? et qui l'aurait cru? — l'orthodoxie théologique elle-même! Car, qu'on le sache bien (quelques citations en donneraient une preuve péremptoire) les grands et incomparables ontologistes du moyen âge, qui ont écrit sous le couvert protecteur du formulaire catholique et en se donnant le nom de théologiens, ont, par *Unité de Dieu*, entendu *Unité de Substance*, et point autre chose, à l'exemple de leur patron Aristote; d'où il appert que, aux yeux du dogme, les matérialistes (auxquels on jette si volontiers le reproche d'athéisme) ont, sur leurs adversaires les spiritualistes, l'avantage d'être des monothéistes. M. Chauffard, dont la croyance ne s'arrête pas à un vague et vain spiritualisme, mais qui en outre fait ouvertement profession de catholicisme (j'en juge par sa qualité de rédacteur du *Correspondant*, journal de M. de Montalembert), n'avait pas soupçonné, j'en suis sûr, qu'il était à ce point en dehors de la vraie foi. Je souhaite que cet avertissement lui soit profitable.

cérébral (ou aux centres cérébraux), ils lui sont également comparables quant à l'activité intime qui anime respectivement celui-ci et ceux-là. Oui, je l'affirme sans me soucier de vos sarcasmes — bien rira qui rira le dernier — si le centre dynamique qui reçoit les impressions des excitations sensibles, et qui y répond par les réactions motrices, est un être sentant et voulant, est un *moi*, quand il s'agit d'effets se rapportant à l'encéphale, je dis que les mêmes effets, les effets similaires, quand ils se rapportent aux petits cerveaux rachidiens ou ganglionnaires, et qu'il vous plaît dans ce cas d'appeler *automatiques*, ont également leur source dans une activité semblable.

Le Rapporteur s'est-il donné la peine de me démontrer qu'ainsi penser soit errer? Il n'a eu garde de l'essayer. Et maintenant, disons que, bien que l'organisation nerveuse de l'économie nous donne une pluralité de moi ayant leurs siéges respectifs dans les centres médullaires, il s'agit là de moi hiérarchisés et subordonnés à un moi unique, à une unité psychique capitale, qui centralise en soi et dirige toute l'association. Un organisme artificiel tel qu'une armée, tel qu'une administration, est pareillement un composé d'individualités distinctes ; mais d'autre part ces individualités ne font qu'un en quelque sorte, étant toutes subordonnées à une individualité unique. Telle est ma réponse au reproche que d'autres encore m'ont adressé (et particulièrement M. Ravaisson, dans son Rapport sur *la Philosophie en France*) (1), de dissoudre l'individualité

<hr>

(1) Voir la *Philosophie en France au dix-neuvième siècle*, par Félix Ravaisson, membre de l'Institut. On trouvera une critique sem-

psychique dans la pluralité. Ce sont là deux termes coexistants : il s'agissait de trouver la loi de leur accord, et je me flatte d'y avoir réussi ; si je m'abuse, qu'on ne se borne pas à me le reprocher, qu'on veuille bien me rendre en outre le service de me le démontrer, ce qu'on omet toujours de faire.

Trouvant trop périlleux sans doute d'attaquer mon organologie sur son terrain propre, M. Chauffard est tombé sur mes auxiliaires. Il s'en prend d'abord aux physiologistes qui ont exposé le fait intéressant de la *greffe animale*, et il s'efforce de leur démontrer que leurs expériences n'établissent aucunement, comme ils le prétendent, la propriété dont jouirait la vie totale de l'organisme de se subdiviser en plusieurs vies distinctes pouvant continuer à subsister séparément après la rupture de leurs liens anatomiques originels. D'après M. Chauffard, les expériences dont nous parlons, et que chacun connaît, prouveraient justement l'indivisibilité absolue de l'unité vitale.

Je ne rappellerai pas au lecteur que la thèse soutenue ici par l'inconséquent Rapporteur est en contradiction directe avec les déclarations si explicites que nous l'avons entendu faire plus haut en faveur de la doctrine des *vies indépendantes*, des *vies locales*, des *centres spéciaux de vitalité*.

Nous avons pu constater déjà que M. Chauffard n'est pas moins le contradicteur de lui-même que le nôtre ; et

blable dans le journal *la Solidarité*, de mon ami M. Fauvety. Je ne mets jamais une proposition scientifique en avant sans me donner toutes les peines pour la démontrer ; je demande à mes critiques de mettre à leur tour un peu plus de soin à motiver leurs appréciations.

il faut bien prendre notre parti de cette continuelle
antilogie, de cette espèce d'argumentation à double
face, qui est la base même de sa méthode. Il s'agit
donc ici, non de mettre ce logicien en demeure d'opter
pour l'une ou pour l'autre de deux thèses diamétrale-
ment opposées, car il est également attaché à toutes
deux, car il est à lui tout seul le médecin Tant-mieux
et le médecin Tant-pis réunis sous un seul bonnet;
notre tâche est de juger séparément, en elle-même,
chacune des opinions diverses émises par M. Chauffard, sans trop nous préoccuper des mutuels démentis
qu'elles se donnent, parfois dans un même alinéa.
Voici donc comment il argumente pour que le principe de l'indivisibilité de la vie sorte triomphant de la
greffe animale :

« Recevant d'un tronc nouveau la vie commune ou
nutritive, base de toute vie organique, la partie greffée conserve fatalement la direction du type qu'elle
possédait au sein de l'unité vivante dans laquelle
elle était née et avait vécu primitivement; et cette
direction se poursuit dans le milieu où la greffe est
transplantée, et où elle puise les éléments de sa vie
végétative. Qu'y a-t-il là qui ne soit un témoignage
saisissant de cette unité que l'on prétend nier, de sa
puissance durable, alors même que les artifices de
l'expérimentation changent ses conditions normales
d'exercice et de développement? Ces expériences n'af-
firment-elles pas, loin d'y contredire, la double et stable unité des deux organismes sur lesquels on opère,
l'unité de l'organisme auquel on emprunte, et celle
de l'organisme auquel on ajoute, la première conti-
nuant son œuvre sur la partie qu'on lui enlève et

que l'on fait vivre par le rayonnement d'une vie étran-
gère; et celle-ci s'emparant à son tour, par la vie nutritive, et se soumettant ainsi un morceau de matière
animée qu'elle ne connaissait pas... ? Il y a là comme
un vrai et étrange mariage de deux vies... »

Comparaison n'est pas raison, monsieur le Rapporteur, et cette prodigalité de métaphores dit assez haut
les embarras de votre argumentation. « Un peu moins
d'éloquence et un peu plus de certitude », a dit
Leibnitz; permettez que je vous adresse cette parole
du grand philosophe en remplaçant la parcimonie par
la largesse dans le dernier des deux souhaits qu'elle
contient.

M. Chauffard écrit : « Ces expériences n'affirment-
elles pas, loin d'y contredire, la double et stable unité
des deux organismes, l'unité de l'organisme auquel on
emprunte, et celle de l'organisme auquel on ajoute? »
Doucement, vous déplacez la question ; l'unité dont vous
nous parlez maintenant n'est plus du tout celle que vous
aviez entrepris de défendre contre le fait de la greffe
animale. Si par unité de l'organisme vous entendez la
propriété que possède l'organisme de continuer son
évolution pour les parties qui lui restent après la suppression de certaines parties non indispensables, vos
efforts sont superflus, vous ne sauriez prêcher que des
convertis, nul ne s'avise de contester la vérité que
vous vous efforcez de faire prévaloir. Mais il en est bien
autrement de la proposition que vous aviez primitivement en vue : le fait que vous prétendez faire tourner
à la confusion de vos adversaires, et que vous décrivez
avec une complaisance inexplicable, est effectivement
une irrésistible preuve en leur faveur. Pour m'en tenir

à ce qui me concerne, que conclure de ce que : « Recevant d'un tronc nouveau la vie commune ou nutritive, la partie greffée conserve fatalement la direction du type qu'elle possédait au sein de l'unité vivante dans laquelle elle était née », si ce n'est que cette partie est intrinsèquement douée d'une vie propre, qu'elle porte en elle-même tout ce qui constitue essentiellement le mécanisme de la vie, puisque cette partie greffée, de l'aveu formel de M. Chauffard, puise simplement dans sa nouvelle souche les sucs nourriciers de sa vie végétative ?

Après avoir répondu à sa manière aux objections contre la divisibilité de l'organisme tirées des expériences de la greffe, le Rapporteur passe à la discussion d'un fait analogue, mais plus embarrassant encore :

« Ces polypiers, dit-il, que l'on partage, ces annélides que l'on divise en autant d'êtres vivants, nous offrent-ils l'image d'une division réelle de la vie ? La vie du polypier et de l'annélide divisés n'est-elle pas entière dans chaque section nouvelle de l'animal ? Qui oserait soutenir qu'il y a une simple portion de vie dans chacune de ces sections ; et un aussi étrange énoncé n'enfermerait-il pas en ses termes une contradiction choquante ? »

J'interromps cette citation pour faire remarquer que mon adversaire plaide en ce moment ma cause avec autant de chaleur, et certainement avec plus de talent, que l'intéressé lui-même ne saurait le faire. Oui, Monsieur, la vie qui se manifeste dans chacun des tronçons de l'annélide divisé est une vie entière, complète, se suffisant dans une grande mesure à elle-même ; voilà bien ce que je m'épuise à proclamer sur tous les tons,

à expliquer de toutes les manières que mon trop peu
fertile esprit (1) peut me suggérer. Et je suis encore entièrement avec vous, ou, pour être exact, vous vous
ralliez à moi complétement quand, avec un peu trop
de crudité pourtant, vous taxez d'absurdité ceux qui se
représentent la vie comme une chose susceptible d'être
matériellement divisée avec une lame de scalpel. J'ai
consacré un long chapitre de mon dernier ouvrage à
discuter ce point avec un professeur distingué du Muséum d'Histoire Naturelle ; j'ai accumulé une monta-
gne de preuves, preuves expérimentales et preuves rationnelles de toutes sortes, pour amener ce physiologiste
à confesser que si, un organisme animal étant coupé
en morceaux, chacun de ces morceaux continue à vivre
séparément, il faut en conclure, non pas que la vie totale ait été elle-même fractionnée, découpée, hachée,
à la manière des chairs et des os, mais qu'une source
distincte de vie préexistait dans chacun de ces fragments avant leur séparation. (Voir mes *Essais*, de la
p. 256 à la p. 274.)

On croirait sans doute, d'après ce qui vient d'être
dit, qu'il est au moins un point de mes doctrines qui
me vaut l'approbation, ou tout au moins l'assentiment,
formel ou tacite, de M. Chauffard ; mais non, il ne
sera pas dit que le rapporteur de l'Académie... je me
trompe, que l'avocat du vieux vitalisme, aura admis
aucune communauté possible, si minime fût-elle, entre
l'orthodoxie et l'hérésie : tout, dans celle-ci, doit nécessairement être condamnable et pendable. Et quand il
n'a pas d'autre moyen de me donner l'apparence d'un

____

(1) M. Chauffard parle de mon « esprit fécond ».

tort, cet héroïque adversaire n'hésite pas à s'immoler soi-même à sa cause, c'est-à-dire à se déjuger, à se démentir, sans sourciller. Voici ce qu'il ajoute immédiatement à ce que je viens de citer :

« Ce ne sont pas des organes entiers primaires, des organismes élémentaires, que l'on dissocie, dont on dénoue les liens plus ou moins étroits ; ce n'est pas une unité fictive dont on sépare les membres juxtaposés... »

De grâce, que sont donc devenues les *vies partielles*, les *vies locales*, les *centres fonctionnels indépendants ?* Que sont devenus *ces tronçons qui, par cela seul qu'ils demeurent animés et vivants, sont un animal nouveau et entier ?* « *La vie du polypier et de l'annélide divisés n'est-elle pas entière dans chaque section nouvelle de l'animal ?* »

Reconnaissons loyalement que M. Chauffard, cette fois, semble avoir cherché à déguiser un peu sa contradiction pour la rendre moins renversante, et voici l'expédient qu'il a mis en jeu. En coupant un ver de terre en deux moitiés, on a deux vers, deux lombrics vivants, au lieu d'un seul : hé bien, dit notre ingénieux antagoniste, cette division n'est pas une *dissociation* (« ce ne sont pas des organismes élémentaires qu'on dissocie, dont on dénoue les liens plus ou moins étroits, etc. »), non, mais c'est une division *scissipare* ou *fissipare !*

Il est vrai encore que pour donner couleur à cette subtile distinction, M. Chauffard assure que la multiplication du ver que l'on obtient en mettant ce ver en morceaux est « une génération véritable, comparable à d'autres modes de génération, etc. » Et monsieur Chauffard, après un tel trait, ne craint pas de crier haro sur les sophistes !

Comment ! est-ce que par hasard les noms dont il nous plaît de baptiser les choses changeraient la nature de ces choses? Trève pour une fois à la logomachie, et tâchons de nous expliquer sensément : oui ou non, certaines parties actuellement existantes dans le tout, et formant portion constituante de l'unité organique, peuvent-elles en être détachées accidentellement ou artificiellement, *chirurgicalement*, et ne pas cesser pour cela de vivre? — L'expérience ne laisse aucune porte à l'équivoque sur ce point. Eh bien, moi, je soutiens que ces parties, dont chacune constitue maintenant, d'une manière manifeste, un organisme indépendant doué de tous les attributs essentiels de la vie, portaient déjà en elles tous ces mêmes attributs avant leur séparation violente, durant leur mutuelle union au sein de l'organisme composé. Prétendriez-vous par hasard, monsieur le Rapporteur, que c'est du tranchant d'un couteau que soit sortie la vie qui est venue animer le lambeau de chair excisé? Mais c'est seulement deux ou trois lignes plus haut que vous avez stigmatisé une telle hypothèse ainsi qu'elle méritait de l'être... Il fallait au moins, Monsieur, attendre encore deux lignes, afin d'en laisser pauvrement quatre d'intervalle entre le dire blanc et le dire noir, entre le oui et le non, entre le tant mieux et le tant pis..! Mais notre éminent contradicteur, décidément, est avant tout, et contre tout, pour le célèbre Système des Contradictions.

La façon dont le Rapport s'y est pris pour ruiner ma doctrine organologique a dû la servir notablement dans l'esprit de tous les hommes de sens qui auront pris la peine de suivre avec l'attention voulue, à travers ses mille méandres, cette élucubration d'académicien. Je pourrais borner ma réfutation à ce qui précède, j'aurais pu même laisser au sain jugement du lecteur tout le soin de me venger d'une pareille attaque ; mais je tiens à traiter mon auteur comme j'aurais voulu être traité moi-même, c'est-à-dire avec une scrupuleuse rigueur. Voyons donc ce qu'il dit de certaines applications que j'ai déduites de mon organologie.

Il est vrai, j'ai avancé que tout effet de modification fonctionnelle d'un caractère pathologique ou d'un caractère thérapeutique donné, peut tenir indifféremment à une altération propre de l'un quelconque des quatre facteurs complémentaires de la fonction correspondante : le centre vital, le centre et le conducteur nerveux, l'organe différentiel, l'agent externe. A-t-on objecté rien de sérieux à l'encontre de cette proposition, autour de laquelle j'ai élevé un monceau de preuves ? Aucunement, cela va sans dire ; mais on a pris prétexte de cet énoncé pour m'accuser d'avoir méconnu la *spécifité morbide*, l'*unité de la maladie*, et d'avoir cru que *la thérapeutique du symptôme soit toute la thérapeutique.*

Autant d'imputations fausses, aggravées par des contradictions flagrantes.

Par *équivalence pathogénique des quatre facteurs de la fonction*, j'entends que chacun de ces agents physiologiques complémentaires peut être le *siége* de la lésion préalable de laquelle naît le trouble fonctionnel constaté ; d'où je tire cette conséquence pratique, à savoir, que le diagnostic a d'abord à déterminer, dans chaque cas, lequel de ces divers points est le siége réel de la lésion. S'ensuit-il de là que j'aie nié la spécificité des affections ? que j'aie nié que le sang puisse

être infecté d'un ferment morbide et lui servir de vé-
hicule à travers l'économie entière ? que certaines ré-
gions du corps, que certaines espèces de tissus, puissent devenir pour ces principes infectieux un foyer
d'attraction et d'accumulation, ou bien un milieu d'é-
lection où se portent et se développent de préférence
les germes parasitaires des diathèses ?

Une longue étude, que j'ai consacrée dans mes *Essais* à la théorie de la spécificité morbide et de la spécificité thérapeutique, répondait d'avance à tous ces
reproches, et enlevait à de telles imputations tout
prétexte, comme elle leur ôte maintenant toute excuse.
Cette étude élaborée se termine ainsi : « Pour ne pas
nous éloigner davantage de notre véritable sujet, nous
n'ajouterons plus qu'une observation sur les modificateurs artificiels de l'économie. Quelles que soient
la provenance et la nature intime de ces modificateurs,
quels que soient le mode et le résultat final de leur
action, qu'ils soient spécifiques fonctionnels ou spécifiques non fonctionnels, spécifiques ou non spécifiques, qu'ils soient agents de la santé, de la maladie ou
de la guérison, un fait commun les domine tous :
*leur action modificatrice ne peut trouver aucun point
d'appui pour son levier en dehors des quatre éléments
dynamiques essentiels de la Fonction.* » (*Essais*, p. 242.)

C'est avec tout aussi peu de bienveillance et d'exactitude que M. Chauffard m'impute d'avoir répudié la
matière médicale ordinaire, et d'avoir émis la prétention de remplacer tous les agents pharmaceutiques,
dans tous les cas, par les impalpables et invisibles
agents d'une *thérapeutique mentale*. « Vous com-

prendrez, Messieurs, dit le Rapport, l'importance que
M. Durand (de Gros) attache à cette loi de l'équivalence pathogénique, lorsque je vous aurai montré
quelques-unes des conséquences pratiques .et théra-
peutiques qu'il en déduit ; elles ne tendent à rien de
moins qu'à une révolution radicale dans la matière
médicale ; que dis-je ? à la suppression même de cette
matière au profit d'une action tout immatérielle. »

J'ai simplement soutenu, je soutiens et soutiendrai,
que toutes les maladies résultant d'une lésion de l'innervation, c'est-à-dire de ce qu'on est convenu d'appeler en pathologie des *lésions fonctionnelles*, peuvent
être guéries ou amendées par l'action — action re-
connue — du moral sur le physique. Je n'ai jamais
commis l'exagération d'avancer qu'une impression faite
sur l'âme, qu'une émotion, eût la propriété d'expul-
ser de l'organisme des principes étrangers qui ne seraient point susceptibles d'en être éliminés par les
émonctoires naturels ; je n'ai jamais prétendu que ce
modificateur mental pût faire l'office d'un réactif chimique. Mais il y a plus : j'ai fait précisément une
déclaration formelle dans le sens opposé, afin de me
prémunir contre des interprétations erronées ou peu
charitables pareilles à celles contre lesquelles je me
vois réduit à me défendre en ce moment.

Cependant, fidèle à sa manière, qui consiste à manier la thèse d'une main et l'antithèse de l'autre pour
frapper par devant et par derrière, M. Chauffard, après
m'avoir lancé pour la faute imaginaire de méconnaître
l'utilité des médicaments, voici maintenant qu'il me
reproche mon aveuglement de croire que la thérapeutique soit astreinte à l'emploi de remèdes ! Lisez

plutôt : « Il comprendra — c'est de moi qu'on parle
— que le traitement de l'affection passe avant tout
autre [je suis aussi de cet avis (1), et je n'ai jamais
pensé ni parlé dans un autre sens] et que, *avec ou sans
remèdes, c'est la nature qui est la vraie et universelle
médicatrice.* »

D'après cette dernière profession de foi de mon contra-
dictoire contradicteur, les remèdes, à son avis, n'agi-
raient que comme stimulants des forces médicatrices
de la nature, c'est-à-dire de l'organisme, si tant est
qu'ils soient d'aucune utilité réelle : la nature, en effet,
n'est-elle pas « la vraie et universelle médicatrice,
avec ou sans remèdes » ? Or, je le répète, moi, que le
champion de la matière médicale, de tout à l'heure
(maintenant subitement transformé en contempteur su-
perbe des remèdes), accusait de renier la thérapeutique
physique, je suis bien loin du prodigieux excès en ce
sens dont il vient de nous donner l'exemple : il supprime toute médication artificielle, la nature pouvant
suffire à tout ; moi, je m'étais borné à revendiquer une
place pour les agents curatifs de l'ordre mental à côté
des agents de l'ordre physique.

M. Chauffard qui, en sa double ou triple qualité de
spiritualiste, de vitaliste et, si je ne me trompe, d'ani-
miste (ne se dit-il pas de l'école de Stahl plutôt que
de celle de Barthez ?) devrait avoir une si grande confiance dans les pouvoirs vitaux de l'âme, affiche à cet
endroit la dernière incrédulité. Parlant de moi, il dit :
« Il verra [alors, sans doute, que mon bénévole mentor

----

(1) L'école de Montpellier établit une distinction utile entre l'*affection* et la *maladie*, deux termes qui sont pris partout ailleurs comme
synonymes.

aura réussi à me ramener aux saines doctrines] le côté chimérique de cette thérapeutique mentale, qu'il prétend substituer à la thérapeutique et à la matière médicale en usage. »

Parler du côté chimérique de cette thérapeutique mentale, c'est donner pourtant à entendre qu'on reconnaît à celle-ci un côté meilleur. Quel en est donc le côté réel ? Pourquoi ne pas l'avoir indiqué, et pourquoi avoir insinué, sans justification aucune, que cette thérapeutique nouvelle n'a été envisagée par moi que sous un faux jour ? — Pourquoi ? Ah ! *pourquoi...* je suis bien curieux, en vérité !

En attendant que M. le Rapporteur se donne la peine de m'enseigner à prendre la thérapeutique mentale du bon côté, il ne ferait que prudemment de ménager son ironie à l'égard de cette nouveauté médicale dont il m'attribue tout l'honneur ou toute l'indignité. Je puis me dispenser de faire remarquer qu'en proclamant l'utilité et la possibilité pratique d'appliquer les influences morales au traitement des maladies, je n'ai fait que donner tous ses développements logiques à un germe resté inerte dans les écrits de Galien et de Cabanis: mais je dois avertir M. Chauffard que, parmi ses amis bien pensants, et jusque dans la feuille éminemment orthodoxe où son Rapport a trouvé une si tendre hospitalité, il se rencontre des médecins et des praticiens éprouvés qui prônent mon innovation avec des accents et des transports que mon enthousiasme bien naturel d'inventeur n'a jamais osé se permettre. Les lignes suivantes se lisent imprimées dans le journal de M. Amédée Latour, et sont signées de l'un des écrivains les plus estimés de cette feuille :

« Ce magnifique spectacle que vous avez tous les jours sous les yeux ne dit rien à votre cœur, sinon à votre intelligence! Et vous ne voyez pas que vous avez là un levier puissant, *plus précieux que tous vos remèdes*, ou qui, manié avec art, en décuplerait l'énergie! » (*Union médicale*, nᵒˢ des 24 et 26 octobre 1861.)

Or, ce spectacle magnifique aux splendeurs duquel le savant et intelligent écrivain de l'*Union médicale* vous convie à ouvrir vos yeux appesantis, savez-vous ce que c'est? C'est le spectacle de la *puissance curative de l'I-maginalion!* Et ce levier *puissant, plus précieux que tous vos remèdes*, ou qui, *manié avec art*, en décuplerait l'énergie, c'est encore... quoi! — l'IMAGINATION!! Et, encore une fois, ce n'est pas moi qui ai écrit ces choses, c'est l'*Union médicale*, c'est l'organe avoué et dévoué de M. Chauffard.

Interprétant avec intelligence, et aussi avec assez de fidélité, cette fois, mon explication du mécanisme anatomo-physiologique de la réciproque influence du moral et du physique, explication dont j'ai fait le fondement théorique de ma thérapeutique mentale, le Rapport s'exprime ainsi :

« En raison, y lit-on, de l'équivalence pathogénique des éléments constitutifs de l'organe primaire, il est indifférent, pour obtenir un effet pathogénique ou thérapeutique, d'agir sur l'un ou sur l'autre de ces éléments. On peut troubler ou modifier pareillement la fonction organique en sollicitant, par exemple, ou le centre nerveux organique, ou le conducteur nerveux, ou l'appareil différentiateur, ou encore l'âme qui occupe le centre nerveux moteur. Si donc on pouvait

agir directement sur cette âme, cette action pourrait se
substituer à toutes les autres ; on n'aurait plus besoin
d'exercer une contrainte matérielle, une action physique sur les autres éléments de l'organe ; on inciterait
le principe même de l'action organique, et, suivant la
qualité de cette incitation, on obtiendrait tel ou tel effet
pathogénique ou thérapeutique. »

Pour devenir un écrivain net et ferme, il ne manque
décidément à mon critique qu'une seule chose ; c'est
de divorcer , quand il en est encore temps , avec sa
vieille et ténébreuse chimère d'une restauration néo-
scholastique à laquelle il a eu le malheur de vouer son
cœur et sa plume. Cette liaison le perdra s'il ne se ra-
vise ; c'est elle qui gâte ses bonnes qualités, qui brouille
ses idées, et fausse en lui le sens du vrai et du juste.
Voici un nouveau faux pas qu'elle lui fait faire :

« L'encéphale, continue le Rapport, où siége l'âme
principale, l'âme céphalique, se relie à tous les centres
nerveux, spinaux et ganglionnaires, dans lesquels résident les âmes secondaires, les âmes spinales et ganglionnaires. Ces rapports s'établissent par un double
faisceau de fibres, fibres efférentes et afférentes, ou
autrement fibres actives et fibres passives. De cette façon l'âme céphalique tient sous son influence toutes
les âmes secondaires, et subit à son tour l'influence de
chacune d'elles. *Cette disposition anatomique qu'aucun
de vos souvenirs de dissection ne retrouve*, vous surprend
sans doute, Messieurs; *l'auteur ne la démontre pas :
il la suppose* ou la pressent ; il en déduit *cependant*,
comme d'une proposition démontrée, une loi nouvelle,
plus considérable encore qu'aucune de celles qu'il a
émises, etc. »

Il est très-vrai, quand, il y a de cela quinze ans, j'ai signalé pour la première fois (dans mes Conférences, reproduites en substance, deux ans après, dans mon *Électro-dynamisme vital*) cette disposition de l'organisation nerveuse, que M. Chauffard en est encore à regarder comme une fiction, ce n'était là qu'une induction fondée sur l'expérience physiologique, et je la présentais simplement à titre de probabilité. Depuis, le microscope est venu confirmer avec une ponctualité merveilleuse, mais je ne dirai pas *inespérée*, ce que mes vues théoriques m'avaient fait « pressentir ». Mon critique devrait convenir, ce me semble, qu'un tel pressentiment, auquel il aurait pu en ajouter plusieurs autres de la même date vérifiés également depuis par les micrographes et les expérimentateurs, atteste une certaine sagacité physiologique dont il sied mal de faire fi, fût-on soi-même un second Bichat. Mais je ne prends pas garde que M. le Rapporteur semble avoir totalement oublié ces importants résultats devenus notions de science courante, et je me vois, non sans quelque confusion, dans la nécessité de venir encore une fois en aide à ce physiologiste académicien en défaut.

Il est très-possible, Monsieur, que vos auditeurs n'aient pu en effet retrouver dans leurs *souvenirs de dissection* cette constitution nerveuse qui, d'après moi, établit un double lien conducteur et une dépendance réciproque entre l'encéphale et les divers centres secondaires du système ; mais à coup sûr ils la retrouvent tous dans leurs *souvenirs de lecture*. Quel est donc le maître en physiologie parmi nous qui ignore les travaux de Wirchow, de Leydig, de Luys, d'Osjannikow, de Ch. Robin, etc.? Voici une figure que j'emprunte, avec la légende qui l'accompagne, au *Traité d'Histologie Comparative de l'Homme et des Animaux*, du docteur

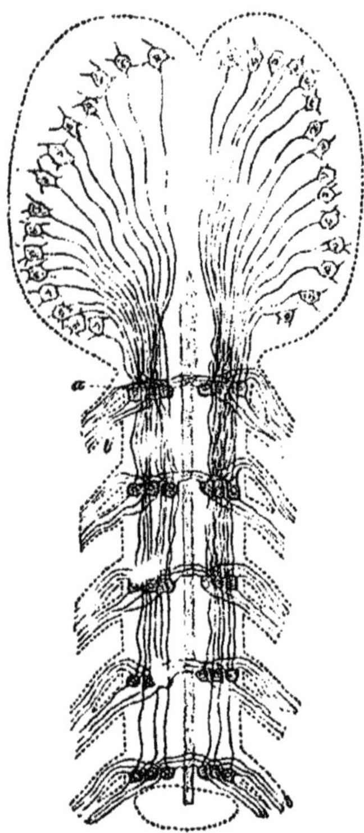

Fig. 93. — Schéma expliquant le trajet des fibres dans la moelle épinière. — *a*, racine antérieure. — *b*, racine postérieure.

On voit comment toujours une fibre sensible et une fibre motrice concourent dans une cellule ganglionnaire de laquelle partent une fibre qui monte au cerveau et une autre fibre commissurale qui va à l'autre moitié de la moelle. (LEYDIG, p. 107.)

Franz Leydig, professeur de zoologie à l'Université de Tubingue, ouvrage traduit en français par le docteur R. Lahillonne, et publié en 1866 par la librairie Germer Baillière. Ce témoignage matériel mis sous vos yeux dissipera votre illusion, et vous me tiendrez pour ·bien lavé, je l'espère, du reproche si inconsidéré d'avoir forgé à plaisir une fable anatomique destinée à colorer un conte physiologique ; c'est-à-dire d'avoir commis ni plus ni moins qu'une mystification honteuse.

J'ai la confiance que M. Chauffard, aujourd'hui tout plein de dédain pour ma thérapeutique mentale, ainsi que pour la théorie anatomo-physiologique des rapports du physique et du moral sur laquelle elle se base, est éventuellement disposé à être juste et enthousiaste pour cette innovation, de même que pour celles qui ont illustré Van Helmont et Bordeu après les avoir fait persécuter : il attend que la nouveauté n'en soit plus une, et qu'un certain temps de proscription écoulé, et la mort de ses promoteurs, lui aient apporté la consécration nécessaire. Puisse alors M. Chauffard se rappeler que cette conception d'une thérapeutique mentale n'est pas une idée isolée dans mon système médical, mais qu'elle rentre dans un plan de médecine intégrale dont elle n'est qu'un des grands côtés !

Certains physiologistes trop peu généralisateurs ont constaté, sans voir la portée de ce fait, que certaines fonctions et certains organes de la vie végétative sont unis respectivement à certains ordres de facultés psychiques, facultés de sensation ou d'émotion, par le double lien d'une influence réciproque et d'une solidarité toutes spéciales. Ils ont constaté, par exemple, et cela du

reste avec tout le monde, que des pensées voluptueuses
directement éveillées dans l'âme ont un retentissement
local dans les organes génitaux et en stimulent les acti-
vités propres ; et que, réciproquement, les excitations
directes de ces organes ont une réaction psychique con-
sistant dans des émotions de volupté. J'ai reconnu, et
je me flatte d'avoir établi (1), que cette observation n'est
qu'un cas particulier d'une loi générale qui s'applique
à toutes les fonctions de l'économie et à toutes les facultés sensorielles ou émotives, et j'ai donné l'explication organique de ce grand fait d'observation vitale. Ce
résultat analytique m'a conduit ensuite à cette double
conséquence pratique sur l'étendue et l'importance de
laquelle je ne puis insister ici : c'est que, d'une part, les
agents psychiques doivent être mis en usage comme ad-
juvants des spécifiques matériels dans le traitement
des organes malades ; et que, d'autre part, des agents
physiques appropriés sont utiles, souvent même indispensables, pour combattre les désordres primitifs de
l'esprit, et constituent des moyens auxiliaires dont l'É-
ducation et la Morale, pas plus que la Médecine des
Aliénés, n'ont le droit de se passer.

La nouvelle philosophie biologique dont j'ai donné
un aperçu fragmentaire dans le Mémoire ci-après, et
que j'ai longuement exposée dans plusieurs volumes,
dont l'un aura bientôt quatorze ans de date, me paraît
avoir toute la hauteur et toute l'ampleur d'une synthèse
conciliatrice ; je crois cette jeune doctrine appelée à faire
l'accord et l'unité dans la division des doctrines an-
ciennes en assignant à chacune sa part réelle de vérité

(1) Voir mes *Essais* et mon *Cours de Braidisme*.

et en montrant comment elles se complètent les unes par les autres. Si j'ose émettre une opinion aussi avantageuse de ce qui est mon œuvre, c'est que je ne suis en cela que l'écho de juges dont l'aveugle sentiment de la paternité ne peut avoir dicté les appréciations, et qui offrent d'ailleurs des gages sérieux de compétence et d'impartialité. Dans un fort savant article sur l'état de la philosophie au commencement de l'année 1863, la *Revue Contemporaine* s'exprimait ainsi à propos d'un Rapport fait par Buchez sur un de mes travaux :

« Il est donc vrai de dire, avec les *Organicistes*, qu'il existe une matière organique vivante ; ou plutôt toute matière est vivante : tous les éléments du corps sont des forces conscientes, principes de vie, susceptibles d'être assujetties à un principe supérieur de manière à former un système organique, ou de devenir elles-mêmes, chacune pour sa part, un principe supérieur, centre d'un système organique. Et il est vrai de dire, avec les *Vitalistes*, comme avec les partisans de cette doctrine célèbre que, sous le nom de *Duodynamisme*, combattit ici même M. le docteur René Briau, dans une étude claire et forte où il défendait l'animisme contre les uns et contre les autres, qu'il y a une ou plusieurs forces distinctes de l'âme : ce sont des âmes subordonnées, principes des systèmes subordonnés dont l'ensemble constitue tout le système du corps humain. Il est vrai enfin de dire, avec les *Animistes*, que l'âme est le principe de la vie du corps, car elle fait un seul corps vivant d'une foule de moindres corps vivants, mais qui ne vivraient pas dans l'état où ils se trouvent s'ils ne vivaient l'un par l'autre, liés par une solidarité profonde, dont l'âme reine est l'unique principe : *anima forma corporis*, dit la théologie.

« Les trois solutions qui se disputent le terrain de la science à propos de ce difficile problème sont mises d'accord par une quatrième, laquelle se rattache à la grande école de la métaphysique leibnitzienne, car elle n'est, comme le remarque M. le docteur Buchez (1), qu'une variété de la monadologie. » (*Revue Contemporaine*, du 15 avril 1863, p. 465.)

Fort de l'appui que me prête l'habile et autorisé critique que je viens de citer, j'ose encore une fois le déclarer en empruntant son langage : *Les trois solutions qui se disputent le terrain de la science en ce qui touche le problème vital sont mises d'accord par* UNE QUATRIÈME... C'est là aussi ce que M. Chauffard aurait dû reconnaître, et son intelligence distinguée le rendait digne entre tous de comprendre un tel résultat et de le mettre en pleine lumière. Mais M. Chauffard a renoncé à être l'homme de la philosophie et de la science indépendantes, pour se faire l'homme du dogmatisme; asservi au *credo* d'une école, aux intérêts d'un parti, il n'a plus été libre quand le moment est venu pour lui d'attacher son nom au triomphe d'une grande cause, et il s'est laissé contraindre, qui plus est, à marcher contre elle.

Espérons que l'éclatant insuccès de cette campagne le ramènera sous un autre drapeau; espérons-le pour lui, espérons-le pour tous. Car, si j'ai librement usé du droit de légitime défense envers un Zoïle, je n'en suis pas moins très-disposé à reconnaître ce qu'il y a

---

(1) Voir *Annales médico-psychologiques*, année 1863, et mes *Essais de Physiologie Philosophique*, p. 46; voir encore ci-dessus, p. 5.

de valeur et de mérite chez mon détracteur ; travailleur solitaire, serviteur gratuit de la science, ne disputant ses faveurs à aucun rival, je ne jalouse pas, j'applaudis de cœur, ceux qui, plus heureux que moi, excellent à la servir. Aussi je verrais avec un vrai regret M. Chauffard, dont l'intelligence remarquable peut beaucoup pour les progrès de la philosophie médicale (c'est du moins ma conviction), s'égarer sans retour, loin de sa voie, parmi cette classe, signalée hier par un savant illustre, de médiocrités haineuses, d'esprits stériles et bornés, qui, comme pour se venger de leur impuissance, s'acharnent contre tout homme d'initiative, le dénoncent, le condamnent et l'*exécutent*, au nom et pour la plus grande gloire de je ne sais quelle orthodoxie scientifique faite à leur mesure.

« Dans un autre pays, dit M. Dumas [ce pays, c'est le nôtre], qui donne le pas volontiers à la méthode mathématique, et où certaines témérités sont légèrement portées, ce n'est pas sans difficulté qu'on se persuade, au contraire, que les vérités scientifiques n'ont pas reçu leur dernière expression, et qu'on peut y toucher sans sacrilége. Cependant, douter des vérités humaines, c'est ouvrir la porte aux découvertes ; en faire un article de foi, c'est la fermer. » (*Éloge historique de Faraday*, par M. Dumas, secrétaire perpétuel de l'Académie des Sciences.)

HISTOLOGIE ET ORGANOLOGIE

MÉMOIRE LU A L'ACADÉMIE DE MÉDECINE

A l'exemple de tous les arts, la Médecine veut à son
tour dépouiller les langes de l'empirisme et devenir une
véritable science appliquée. Son objet étant l'entretien
du mécanisme de la vie, elle a fini par se convaincre
que la connaissance intime de ce mécanisme lui était
d'abord nécessaire, c'est-à-dire qu'elle doit prendre
pour base la Physiologie.

Mais ce fondement scientifique de l'art de guérir est-
il déjà posé, est-il lui-même déjà établi, et n'y aurait-il
plus qu'à élever l'édifice? — Non; la physiologie de
l'homme, quoi qu'on en ait dit, n'est pas constituée;
non, car la méthode naturelle, cette « âme de la
science », *anima scientiæ*, comme a dit Linnée, n'est
point venue encore apporter l'ordre, la lumière et la
vie dans l'économie de cette étude.

Entrevue par Aristote et Boerhaave, la conception
de la méthode physiologique s'offrit à Bichat d'une manière beaucoup plus complète et beaucoup plus distincte : son génie si prompt la saisit, mais il ne fut pas
assez fort pour la maîtriser, et il laissa échapper cette

noble proie. Toutefois, ce fut là le premier effort de la physiologie philosophique, et, bien que le but n'ait pas été atteint du premier coup, cette tentative du moins nous l'a signalé, et la voie a été ouverte. Une ère nouvelle pour la physiologie date de cet événement. « C'est depuis un demi-siècle environ — écrivait « M. le docteur Segond, il y a quelques années — que « la dénomination d'*anatomie générale* fut employée « pour la première fois par Bichat en tête d'un traité « dont le principal objet était la connaissance des diffé- « rents tissus composant les organes de l'homme et « des animaux supérieurs. Un tel titre, pour la bio- « logie, annonçait une révolution aussi profonde que « celle accomplie, dans les mathématiques, près de « deux siècles auparavant, par le chef de la philoso- « phie moderne (1). »

Oui, le savant écrivain positiviste a bien dit : le plus beau titre du fondateur de la physiologie française, de la physiologie moderne, je puis dire, c'est d'avoir, lui le premier, découvert et révélé, sinon avec une rigou- reuse exactitude, du moins d'une manière approxima- tive, l'échelle entière de l'analyse anatomique; c'est-à- dire une série progressive idéale dans laquelle la confuse multitude et la diversité sans fin des parties concrètes de l'organisme viennent se réduire et se rat- tacher, dans une coordination admirablement simple et facile, à quatre ou cinq types abstraits, à quatre ou cinq degrés naturels de composition.

Je l'ai déjà dit, l'auteur de cette découverte immense ne l'avait pas plutôt mise au jour qu'il la méconnut,

____

(1) *Traité d'Anatomie Générale*, par L.-A. Segond, professeur agrégé à la Faculté de médecine de Paris, etc., Paris, 1854, p. 1.

qu'il cessa de la comprendre : il venait de dévoiler le
programme mystérieux de l'anatomie générale en indi-
quant, sous les dénominations de *tissu, système, organe*
et *appareil,* les grandes catégories qui le constituent,
et, ce résultat obtenu, il s'empresse de le détruire en
confondant l'anatomie générale avec l'histologie ; c'est-
à-dire, en confondant la distinction systématique des
différents degrés successifs d'organisation, avec l'étude
particulière d'un seul de ces degrés !

Je demanderai à m'appuyer encore ici sur le jugement du docte médecin, du philosophe distingué, que
je citais tout à l'heure. « La conception de Bichat,
« nous dit-il, renferme, en germe, toutes les grandes
« théories qui doivent finalement constituer le vrai
« domaine de l'anatomie générale ; mais par suite
« de la plus grande netteté de vues du fondateur,
« relativement à la notion de la structure, par suite
« aussi de la position logique des problèmes qui se
« rattachent à cette théorie préliminaire, la plupart
« des recherches d'anatomie moderne ont porté sur
« l'analyse des tissus. Cette direction inévitable, trop
« longtemps suivie, n'a pas tardé à masquer le vrai
« caractère de la conception plus systématique de
« Bichat, et, pour beaucoup d'esprits, l'anatomie gé-
« nérale n'est plus aujourd'hui que l'histologie. Devant
« une aussi déplorable méprise, etc. (1). »

Telle est la grande faute de Bichat et de ses disciples : tout en s'efforçant de la pallier, M. Segond n'a
pu s'empêcher de la qualifier de *déplorable méprise.*
Méprise déplorable, assurément, non moins funeste

____

(1) Le docteur Segond, ouvr. cité, p. 2.

que bizarre. Que devait-il résulter d'une telle erreur ?
Il en est résulté que la lumière de la méthode, passant
comme un éclair fugitif sur le problème physiologique,
ne le tirait de ses ténèbres que pour l'y replonger sou-
dain. Ses rayons, toutefois, s'arrêtèrent sur une petite
portion de ce vaste champ d'études, et ce point de la
science fut fécondé ; tandis que tout le reste, laissé dans
l'ombre, était laissé en même temps dans la stérilité.

La notion de *tissu en général*, complétée plus tard par
la notion d'*élément anatomique*, ayant été perçue nettement et formulée avec précision, toute une branche de
la physiologie se trouva méthodiquement instituée par
cela même. L'histologie avait sous ses yeux, et son but
clairement désigné, et son programme nettement tracé ;
elle ne pouvait dès lors s'égarer, elle n'avait plus pour
ainsi dire qu'à marcher tout droit devant elle pour aller
de découverte en découverte ; et en effet c'est ce qui a
eu lieu. Mais si les notions génériques d'*élément* et de
tissu ont été si lumineuses, se sont montrées si fécondes, d'où vient-il que les notions d'*organe* et d'*appareil*
n'ont rien produit ? — Systématiquement exclues des
considérations d'anatomie générale pure, comme si
elles ne représentaient point des genres anatomiques,
aussi bien que l'idée de tissu, ces deux notions d'organe et d'appareil ne furent pas analysées, ne furent
pas approfondies, ne furent point définies dans leurs
caractères génériques. Faute d'avoir été passées au
filtre de la méthode, elles sont restées troubles, et,
dans cet état, n'ont pu être d'aucun profit.

Si nous sommes arrivés si sûrement et si rapidement
à connaître tous les différents tissus spéciaux, c'est que
nous avions pris pour point de départ la connaissance

fondamentale du tissu, considéré en général : c'est parce que nous connaissions LE tissu avant de chercher à connaître LES tissus. Mais, au rebours de cette manière rationnelle de procéder, on entreprend l'investigation des organes et des appareils sans s'être demandé auparavant ce qu'il faut entendre au juste par un organe, par un appareil; on n'a aucune idée déterminée de ce que l'on cherche, on ne sait au juste quel but on poursuit : comment donc une exploration aussi aveugle, aussi insensée, j'oserais presque dire, pourrait-elle être fructueuse!

Ainsi, d'une part, l'investigation histologique est éclairée par l'anatomie générale, par la notion claire et précise de son objet, et elle va droit et d'un pas ferme ; l'investigation organologique, d'autre part, est au contraire dans une ignorance profonde de son objet propre, et, un triple bandeau sur les yeux, elle erre au hasard, trébuchant, se heurtant, et ne faisant aucun progrès. On pourrait encore la comparer à un herboriseur qui, ayant résolu de se former un herbier des plantes d'une certaine famille ou d'un certain genre, se mettrait en campagne, la boîte au dos, sans s'être demandé au préalable quels sont les caractères génériques de toutes ces espèces congénères qu'il veut réunir dans sa collection, c'est-à-dire quels sont les signes indispensables auxquels il lui sera possible de les reconnaître..... Ce botaniste malavisé rentrera le soir au logis les mains vides, ou surchargé d'un butin sans valeur, amas sans choix, masse indigeste et inutile.

Mieux ne valent les récoltes de la physiologie organologique : fait-elle d'aventure quelque petite trouvaille, ce n'est point certes à sa méthode qu'elle la doit, mais au hasard, ou au flair naturel de quelque indagateur heureusement doué ; et, dans tous les cas, bien insignifiante, bien médiocre est sa contribution au fonds commun de la science, surtout si on la compare aux apports de l'histologie. Aussi, exaltés par leurs succès, et frappés de l'impuissance et de la stérilité de tout ce qui se fait autour d'eux, les histologistes en sont-ils venus à se persuader et à proclamer que la physiologie est tout entière dans l'analyse des premiers éléments organiques, et que, pour découvrir toutes les lois de la mécanique vitale, une seule chose est nécessaire : *regarder attentivement, à travers le microscope, ce qui se passe dans l'intérieur d'une cellule.* A les en croire, là girait tout le mystère de la vie, là se cacherait la solution de tous les problèmes de la santé, de la maladie et de la guérison.

Cette prétention des histologistes est d'une exagération sans mesure; elle révolte la raison. L'histologie n'est que le vestibule de la physiologie, elle n'en est pas le sanctuaire; et, j'en demande pardon à M. Wirchow, se mettre en tête que l'analyse d'une cellule puisse nous donner la clef du mécanisme vital est tout aussi loin de la vérité, est tout aussi loin de la raison, que d'analyser les matériaux d'une bâtisse dans la pensée qu'on y trouvera les principes de l'architecture.

Les histologistes se trompent donc grandement, gravement, et leur erreur, propagée avec non moins de succès que de zèle, est des plus calamiteuses, puisqu'elle atteint la science dans une des principales sources de son développement, puisqu'elle tend à la retenir à perpétuité dans son état actuel d'embryon. Mais, à vrai dire, ce n'est point sur les simples ouvriers du scalpel

et du microscope que doit peser la responsabilité de ce
grand tort ; les vrais coupables sont ceux qui se sont
constitués les *ingénieurs* du travail scientifique. Permis
à l'honnête et laborieux micrographe d'être uniquement
micrographe et de s'enticher de l'importance de
son utile besogne au point de voir le monde tout entier renfermé dans le champ de sa lunette ; mais cette
illusion, jusque-là fort innocente, devient un terrible
danger quand la philosophie s'en empare, la fait sienne,
et la convertit en dogme.

Il est une école bien connue de savants théoriciens
dont le réel mérite est d'avoir entrepris de substituer
la grande culture scientifique au morcellement incohé-
rent des sciences, en reliant entre elles, par leurs rapports naturels, toutes les branches éparses du savoir,
et en les fécondant par l'emploi d'une méthode rationnelle unitaire. Cette importante école, dont le principe, je le déclare, est excellent, a eu rarement la main
heureuse dans les applications spéciales qu'elle a essayé d'en faire. Ceci est vrai surtout de la biologie.
Épris des doctrines de Bichat, ces philosophes n'en
ont point saisi l'esprit, et ils en ont épousé la lettre
avec la chaleur et la ténacité de la foi aveugle. Ce
grand physiologiste, faute d'avoir eu le loisir ou le
pouvoir d'élaborer et d'élucider à fond son intuition
de l'anatomie générale, laissa tomber une bévue, une
bévue immense, mais tellement nue, tellement palpable, qu'il n'eût pas certainement hésité un seul in-
stant à la reconnaître, si elle lui eût été signalée. Au
lieu de réparer cette inadvertance du maître, ceux qui
passent aujourd'hui pour ses vrais disciples, pour ses
interprètes, pour ses continuateurs, en ont fait un ar-

ticle de foi! Dans un livre, qui a mérité d'ailleurs à certains égards de devenir classique, et que nous avons tous entre les mains (1), ils déclarent formellement et péremptoirement, et non sans une vive admonition à l'adresse des contradicteurs, que les *éléments* et les *tissus* forment à eux seuls tout l'objet de l'anatomie générale, et que l'*organe* et l'*appareil* sont exclusivement du ressort de l'anatomie spéciale ; d'où il découle naturellement, comme conséquence, qu'une théorie générale de l'organe et de l'appareil serait sans objet, sans raison d'être.

Or, n'en déplaise à cet absolutisme dogmatique qui tend à se substituer, dans notre science, à l'autorité de l'expérience et de la logique, et qui menace de nous faire regretter le joug de l'autorité théologique elle-même, il se trouve précisément que c'est par la théorie du degré de composition anatomique vaguement indiqué par Bichat sous cette dénomination d'*organe*, que l'œuvre de ce réformateur doit être reprise, continuée et parachevée.

Qu'est-ce que l'organe ? Telle est la question capitale de la physiologie. Je ne crains pas de le dire, elle comprend toutes les autres, et, la résoudre, c'est formuler une solution générale applicable à tous les problèmes physiologiques particuliers. J'essayerai d'établir cette proposition tout à l'heure.

On va s'écrier : Qui donc ignore ce que c'est qu'un organe? — Je réponds : Tout le monde, en tant que ce terme est affecté, suivant l'intention de Bichat, à l'expression d'un degré anatomique déterminé.

En vérité, je ne saurais dire ce qui ne pourrait pas

______

(1) Le *Dictionnaire de médecine* de MM. Littré et Ch. Robin.

être désigné par cette appellation dans son acception usuelle, tant cette acception est vague et banale.

La main, et le bras auquel elle appartient, sont l'une et l'autre des *organes* ; chacun des doigts de cette main est aussi un organe ; et chacune des phalanges de ces doigts, chacun de leurs ongles, chacun de leurs os, ainsi que le périoste de ces os ; chacun des poils de leur tégument, et chacun des bulbes et chacune des racines, et chacun des corps, de ces mêmes poils ; chacun de leurs nerfs, et chacune des papilles de ces nerfs, etc. ; tout cela est également qualifié d'*organe*.

Cette distinction anatomique, telle qu'elle est usitée, n'a donc rien de rigoureux, elle n'a aucune valeur scientifique, pas plus dans le langage des savants que dans la bouche des gens du monde ; s'appliquant à la fois à la partie et au tout, au contenu et au contenant, au simple, au composé, et au surcomposé, il est évident qu'un tel mot n'est plus que le synonyme de *partie*, et se trouve entièrement dépouillé de la signification caractéristique à laquelle Bichat l'a consacré en lui assignant une place dans son échelle analytique de la composition organique.

Je le répète : savoir ce que c'est que l'organe, c'est la connaissance qui importe le plus à la physiologie, et c'est la connaissance qui lui fait le plus complétement défaut. A l'appui de cette dernière assertion, une preuve concluante peut être produite ici sur-le-champ.

Le livre classique que je mentionnais tout à l'heure, consacré par deux savants éminents à la lexicologie des sciences biologiques, et le seul ouvrage de ce genre où règne une pensée de synthèse philosophique unie à une haute et solide érudition, ce livre, ce dictionnaire, si jaloux de méthode et de précision scientifique, a échoué devant la définition du mot *organe*.

« L'organe, nous dit-il en répétant Bichat, est « une partie du corps formée par la réunion intime de « *parties* primaires ou similaires provenant de systèmes « différents et constituant un tout unique de confor- « mation spéciale. » Et les lexicographes ajoutent : « Les organes d'espèces diverses, en se réunissant, for- « ment immédiatement les appareils (1). »

Il est dit en outre, dans un autre article du même ouvrage, que : « l'*appareil* est un assemblage d'organes « divers solidaires, qui, par leur disposition réciproque « et leur agencement, constituent un tout coordonné « dont l'action a un résultat unique. »

En présence de ces deux définitions, il ne semblera pas possible que l'œil, par exemple, ne soit point classé parmi les appareils ; en effet, quel *assemblage* plus complexe *d'organes divers solidaires constituant un tout* mieux *coordonné, dont l'action* ait *un résultat unique* mieux accusé ! Il n'en est pas moins vrai pourtant que, d'après le même dictionnaire, l'OEil n'est point un appareil : c'est un organe.

Les éminents auteurs nous apprennent d'autre part que le Cerveau est un appareil : « *l'appareil de la vie spéculative ou âme* », ont-ils écrit. Or, en considérant la composition du cerveau et en se rappelant les caractères distinctifs assignés respectivement à l'organe et à

(1) *Dictionnaire de médecine*, par M. Littré, membre de l'Institut et membre de l'Académie impériale de Médecine, et M. Ch. Robin, membre de l'Institut, membre de l'Académie impériale de Médecine, professeur à la Faculté de Médecine de Paris, etc., 12ᵉ édit., article *Organe*.

l'appareil, il saute aux yeux que ces trois déterminations sont contradictoires. Comment! vous affirmez
que l'organe se compose nécessairement de parties provenant de divers systèmes, et que l'appareil à son tour
embrasse dans sa composition des organes d'espèces
diverses, et vous voulez que le cerveau, qui appartient
tout entier au système nerveux, à un système unique,
soit, malgré tout cela, un appareil ! Mais autant dire
que la partie est plus grande que le tout et que le contenu contient plus que le contenant...

N'insistons pas, et bornons-nous à tirer de ces rapprochements la vérité qui s'en dégage, à savoir, que la
théorie, et même la définition pure et simple, de l'organe, sont encore à faire, et que les plus habiles, les plus
doctes et les plus experts ne savent aucunement ce qu'il
faut entendre au juste par cette expression consacrée.

Ainsi, l'organe est une véritable énigme physiologique, et pour attester l'importance de cette énigme,
l'intérêt puissant qui nous sollicite à en chercher l'explication, il suffit de rappeler le rôle que Bichat a
assigné à ce symbole mystérieux dans sa classification.

Il y a quinze ans, je m'appliquai pour la première
fois à élucider ce point de physiologie générale si intéressant et si obscur, et qu'une erreur de doctrine
ferme systématiquement à toute investigation. Les résultats de mes recherches furent publiés en 1855 (1),
et ces résultats, consignés derechef dans une publication plus récente (2), qui fut présentée l'an dernier à

(1) *Électro-dynamisme vital, ou les Relations physiologiques de l'esprit et de la matière*, etc., 1 fort vol. in-8°, Paris, 185..

(2) *Essais de physiologie philosophique*, 1 fort vol. in-8° de 620 pages, avec figures, Paris, 1860.

l'Académie de Médecine par un de ses membres les plus éminents (1), m'ont valu, à cette place, des encouragements précieux. Mais quelques témoignages isolés, si imposants qu'ils soient, ne suffisent point pour rassurer la conscience d'un chercheur abandonné à ses seules lumières, et pour soutenir sa persévérance. C'est ce qui m'a fait solliciter l'honneur d'entretenir quelques instants l'Académie pour lui rendre un compte succinct de mon étude, et obtenir, s'il est possible, un examen et un jugement de sa haute compétence.

———

Le mécanisme de la vie, chez l'homme, est-il, comme on le professe en général, une unité absolue, simple, irréductible, c'est-à-dire un tout dont les parties ne peuvent être que des fractions — et non des unités intégrantes de même nature que le tout lui-même. qui en serait la somme, la collection ? Certes, si telle est la constitution de ce composé, si, d'une diversité extrême dans ses éléments de structure, dans ses parties systématiques, ces parties innombrables et complexes ne peuvent être ramenées à des expressions communes et simples, un tel objet de connaissance, irréductible et si vaste, serait sans doute hors de proportion avec la capacité de l'intelligence humaine.

Heureusement pour la science, heureusement pour notre entendement si resserré, telle n'est point l'organisation de l'économie vivante chez l'homme et les

(1) M. Cerise. Voir ci-dessus, p. 2.

animaux supérieurs. Contrairement à une opinion généralement admise, notre organisme est une collection
de véritables organismes, de véritables unités animales
similaires possédant individuellement tout ce qui constitue l'essence d'un organisme animal quelconque,
tous les attributs vitaux essentiels de l'organisme collectif lui-même.

Et ajoutons que ces organismes élémentaires, qui
fondamentalement sont similaires, qui ne diffèrent les
uns des autres que par de pures modifications, sont en
outre d'une composition très-simple n'excédant en rien
nos pouvoirs de compréhension. Que va-t-il résulter de
ce fait ? Il en résulte que l'inextricable et impénétrable
complexité de la machine vitale va se résoudre en un
type fondamental d'une simplicité merveilleuse, facile
à analyser, à expliquer, à concevoir, et qui, une fois
connu, nous donne implicitement la connaissance de
toute cette combinaison énorme de rouages accumulés
et entremêlés à l'infini devant laquelle l'analyse, privée
des ressources de la méthode, reculait épouvantée.

Cette unité intégrante de l'organisme a été désignée
par nous sous la dénomination d'*organe entier primaire*,
et cette nouvelle distinction anatomo-physiologique
n'est rien de plus ni de moins que « l'organe » de
Bichat soumis à une détermination exacte.

Voici cette détermination.

L'économie animale a été souvent comparée à une
machine. Ce rapprochement, très-juste et plein d'indications lumineuses pour la physiologie, va me faciliter
les moyens de rendre ma pensée avec clarté.

Toute machine, qu'elle soit artificielle ou naturelle,
a toujours pour but de mettre en rapport deux forces

opposées, une *puissance* et une *résistance*, de telle sorte que la première modifie la seconde d'une manière déterminée. L'ensemble des actions diverses dont le concours est nécessaire pour la production de cet effet, de *l'effet utile*, constitue ce qui, en mécanique vitale, est appelé la *fonction*.

Une même machine peut s'exercer sans doute sur différents agents de résistance ou opérer sur un seul des modifications diverses ; elle peut donc avoir plusieurs effets utiles, et, conséquemment, plusieurs fonctions. Mais c'est assez qu'une machine suffise à l'exercice d'une seule fonction pour qu'elle soit une véritable machine, pour qu'elle réunisse toutes les conditions essentielles d'un tout mécanique complet, d'une unité mécanique entière. Maintenant, voyons quel est le groupe d'actes et d'agents strictement nécessaire à l'accomplissement d'une fonction, et nous aurons ainsi, réduite à son expression la plus générale et la plus simple, l'entière série des éléments constitutifs d'une machine quelconque, que cette machine soit un moulin, ou que ce soit l'organisme de l'homme.

Ces agents essentiels de la fonction, ce sont d'abord les deux forces extrêmes, la force active et la force passive, qui sont comme ses deux pôles ; secondement, c'est un mécanisme ou organisme intermédiaire formé de trois pièces distinctes et complémentaires : un *organe moteur* ou *récepteur*, qui recueille immédiatement l'action de la puissance ; un *organe vecteur*, chargé de transmettre cette action ; et enfin un *organe outil*, auquel elle est communiquée, et qui, animé par cette impulsion, opère directement sur la *résistance* pour lui imprimer la modification voulue.

Tels sont les cinq facteurs essentiels et complémentaires qui sont le fond de toute machine, morte ou vivante, et auxquels, en dernière analyse, se réduisent tous ses éléments, aussi multipliés, aussi variés, aussi compliqués qu'ils puissent être. Cependant, il est une différence à signaler sous ce rapport entre l'organisation humaine et celle des appareils complexes à fonctions multiples que nous offre l'industrie : tandis que ceux-ci ne sont pourvus le plus souvent que d'un seul moteur mettant à la fois en jeu tous les différents outils, le premier, au contraire, doit être considéré comme une agglomération de machines entières, coordonnées sans doute les unes aux autres et mutuellement associées dans leur action, mais possédant, chacune, l'entière série des éléments mécaniques essentiels ; c'est-à-dire ayant en propre sa force active et sa force passive, son organe moteur, son organe de transmission, et son organe outil. Ces machines animales élémentaires, ces organismes simples, unités intégrantes et irréductibles de l'organisme humain, sont ce que j'ai appelé, sauf toute dénomination préférable, des *organes entiers primaires*.

Conformément au principe général énoncé tout à l'heure, l'Organe-Entier se décompose en trois organes partiels ; ce sont : 1° un centre nerveux, remplissant le rôle de *moteur* dans les fonctions actives, et d'*outil* dans les fonctions passives ; 2° un conducteur nerveux, ou organe de transmission, à action centrifuge dans les fonctions actives, à action centripète dans les fonctions passives (1). J'ai désigné encore cet élément fonction-

(1) Voir dans mes *Essais de physiologie philosophique*, p. 4, la distinction que j'établis entre les fonctions actives et les fonctions passives.

nel par le nom d'*organe radical ;* mais je ne puis m'arrêter ici à expliquer le choix de cette expression ; 3° une structure périphérique spéciale que j'ai caractérisée par le titre facile à comprendre d'*organe différentiateur* (1). Son rôle est de mettre l'organe nerveux en rapport avec l'agent fonctionnel externe, l'*agent* proprement dit, soit pour recevoir ses impressions et les communiquer au centre nerveux, soit pour appliquer l'impulsion nerveuse centrifuge à opérer la modification de cet agent.

Enfin, les deux pôles dynamiques, les deux forces extrêmes, dont le conflit constitue l'acte même et la raison d'être de la fonction, sont : d'une part, une force intime ayant son siége dans le centre nerveux, une force que nous ne pouvons autrement définir que comme une *subjectivité*, c'est-à-dire comme une faculté de conscience capable de *sentir* les impressions apportées par les nerfs afférents et de réagir *volontairement* par les conducteurs efférents ; d'autre part, c'est l'action spécifique du dehors, c'est ce qu'on est convenu d'appeler assez improprement l'*agent physiologique spécial.*

Pour étudier méthodiquement l'Organe Entier, il est nécessaire que, après avoir distingué les éléments qui le constituent, on consacre à chacun d'eux une étude particulière. Je ne puis entrer ici dans le détail de ces analyses ; bornons-nous à les indiquer.

I. — *Le Centre Vital ou force intime.* — Considé-

(1) Le mot *différentiel*, au lieu de *différentiateur*, serait peut-être plus facilement accepté ; je ne verrais pas d'inconvénient à cette substitution.

rée dans la vie cérébrale, la force intime est désignée communément par le mot *âme* (on l'appelle encore le *moi*). Considérée comme principe des actes vitaux qui se rapportent aux centres de la moelle et aux ganglions du grand sympathique, elle est confondue avec l'action propre du centre nerveux lui-même, et envisagée comme un pur effet mécanique. Par suite d'une telle manière de voir, l'aptitude de cette force à recevoir des impressions, aptitude manifestée par des réactions motrices, a été qualifiée d'*excitabilité inconsciente*, ou même de *sensibilité inconsciente* par certains physiologistes un peu trop distraits ; et ces mouvements ont été dits *involontaires* ou *automatiques*. Mais cette distinction entre les centres encéphaliques et les centres rachidiens ou ganglionnaires n'a rien que d'arbitraire, et est en opposition avec toutes les données de l'anatomie comparative et de la physiologie expérimentale. Il faut donc revenir de ce préjugé antiscientifique, et admettre, comme une induction physiologique des plus rationnelles, que le moi, que la sensibilité et la volonté, animent les centres nerveux de la vie rachidienne et de la vie ganglionnaire, c'est-à-dire que chacun de ces centres est, rigoureusement parlant, un véritable cerveau dont les attributs ne diffèrent de ceux de l'encéphale qu'en étendue, et non quant à leur nature elle-même.

Cette conception, conforme, je le répète, à la totalité des faits, d'accord avec le bon sens, et n'ayant contre elle qu'un préjugé, est appelée à jeter un jour nouveau sur la diagnose des troubles de la motilité et de certains états fébriles, et à éclairer surtout la physiologie de la pensée, jusqu'à présent si obscure.

II et III. — *Centres et Conducteurs Nerveux.* — Cette étude, déjà avancée, le serait davantage, si les névrologistes, au lieu de ne considérer les nerfs qu'individuellement, un à un, ou en tant qu'éléments anatomiques du système nerveux, les envisageaient en outre d'une manière générale, en tant qu'éléments *fonctionnels* et comme partie constituante de l'organe entier.

IV. — *L'Organe Différentiateur.* — Cette distinction, totalement inaperçue jusqu'à nous, est d'une importance singulière. Je vais en signaler rapidement quelques-unes des principales applications.

La relation spéciale et exclusive qui existe entre toute fonction et son agent s'établit entièrement par l'intermédiaire et en vertu des dispositions propres de l'organe différentiateur. Si, par exemple, la Lumière est l'agent spécifique de la Vision, cela tient uniquement à ce que l'organe différentiateur de cette fonction, l'appareil oculaire, est conformé de manière à recueillir les rayons lumineux, et à soumettre le nerf visuel à leur action, tandis que cette même conformation de l'œil met ce nerf à l'abri de toute action autre que celle de la lumière.

Supposons l'organe différentiateur de la Vision, l'OEil, adapté au nerf auditif, et l'organe différentiateur de l'Audition, l'Oreille, adapté au nerf visuel ; cette interversion des organes différentiateurs entraîne l'interversion des agents : la lumière devient l'agent de l'audition, les vibrations sonores deviennent l'agent de la vision : nous *voyons* les *sons*, et les *couleurs* sont *ouïes*.

La spécificité de la plupart des agents médicamenteux dits *spécifiques* résulte pareillement d'un simple rapport d'adaptation entre une disposition mécanique, physique ou chimique, des organes différentiateurs des fonctions végétatives, et les propriétés mécaniques, physiques ou chimiques, de ces substances. Hors de ce point de vue, l'action des spécifiques est incompréhensible, et alors, pour se rendre compte de ce mystère, on en vient à imaginer de prétendues propriétés *vitales* ou organoleptiques, qualités occultes, vertus magiques, chimériques quiddités, qui leurrent l'esprit et lui font perdre le sentier de la certitude scientifique (1).

V. — *L'Agent.* — Ce terme, qui clôt la série des éléments fonctionnels, doit toujours être compris dans l'étude intégrale de la fonction ; bien qu'il ne fasse point partie de l'organisme à proprement parler, il s'y rattache par un lien physiologique des plus étroits. Eh ! pourquoi ne serait-il pas vrai de dire, par exemple, que l'œil est l'organe de la lumière, tout autant que de dire qu'il est l'organe de la vue ?

Cependant, si la physiologie s'est trop dispensée de l'étude intime des Agents, en revanche elle leur fait une part excessive dans la génération du phénomène fonctionnel. La plupart des physiologistes ne sont-ils pas encore dans la conviction que le mode *sui generis* de la sensation visuelle, que l'essence de la couleur, résident dans la nature même de l'agent physique que nous nommons la lumière ? Y a-t-il beaucoup de médecins pour qui les propriétés purgatives, vomitives ou

(1) Voir, dans mes *Essais de physiologie philosophique*, une étude portant pour titre : *Des Propriétés et Forces Vitales comparées aux Propriétés et Forces Inorganiques.*

dormitives du séné, de l'émétique ou de l'opium, ne soient pas des qualités intrinsèques de ces substances? Et pourtant rien de plus faux; c'est une illusion. La physique, en ce qui la concerne, en est déjà revenue; elle professe aujourd'hui, par exemple, que la lumière n'a rien en soi de lumineux ou de coloré, et que ces qualités que nous lui prêtons n'appartiennent en réalité qu'à notre sensorium (1). Pareillement, nous devons arriver à comprendre que les spécifiques médicinaux, tels que ceux que je viens de nommer, tirent leur activité physiologique caractéristique, non de leur propre essence, de leur nature, mais du simple fait de pouvoir porter leur excitation sur tel nerf, sur telle classe de nerfs, d'une manière exclusive. Et cette action élective, comme nous l'avons déjà indiqué, persuadons-nous bien qu'elle est due à une corrélation toute matérielle (et nullement *vitale*, nullement transcendantale et miraculeuse) entre la nature de la substance modificatrice et la structure de l'organe différentiateur interposé entre cette substance et les nerfs spéciaux soumis à son excitation. Il suffit d'irriter le nerf optique par l'emploi d'un agent quelconque, par exemple en le piquant avec une aiguille, pour en obtenir une sensation de lumière, indépendamment de toute action de la lumière; de même, il suffirait, pour dé-

(1) « En disant qu'un corps est *rouge*, écrit M. Chevreul, cela signifie qu'il envoie aux yeux des ondes lumineuses d'éther d'une certaine vitesse, lesquelles, en agissant sur la rétine, causent la sensation du *rouge*..... Mais, en réalité, ni les corps ni les ondes ne sont rouges. » (E. Chevreul, membre de l'Institut et de l'Académie impériale de Médecine de Paris, dans le *Journal des Savants*, livraison d'août 1864, p. 497.) — Voir, dans mes *Essais*, un chapitre sur le *daltonisme*.

terminer le vomissement et la diarrhée, d'exciter, à l'aide d'un stimulant quelconque, les nerfs spéciaux dont l'excitation amène ces effets par sa réaction réflexe.

Que les dispositions électives de l'organe différentiateur viennent à s'altérer, et cela peut suffire pour que le spécifique correspondant perde sa vertu, ou bien pour que cette vertu soit communiquée à un autre agent qui auparavant ne la possédait pas. Rien pourtant n'a été ôté à la nature intrinsèque du premier, rien n'a été ajouté à la nature intrinsèque du second ; ce qui prouve bien clairement que cette vertu n'est point une qualité qui leur soit inhérente. Il faut se pénétrer de cette vérité, si l'on ne veut point s'interdire à jamais la connaissance du mode d'action des remèdes, et l'avantage de pouvoir un jour les manier d'une main intelligente.

Les agents physiologiques se partagent en deux grandes catégories : l'une est celle des agents *actifs*, si je puis ainsi parler, c'est-à-dire qui jouent le rôle de puissance par rapport à la force intime, comme cela a lieu, par exemple, dans les fonctions dites de *sensation*. On peut les distinguer par la désignation de *stimulants ;*

La seconde catégorie est celle des agents *passifs*, si je puis me permettre encore ce paradoxe : les premiers modifient la force intérieure, ceux-ci sont modifiés par elle. J'ai cru devoir les englober en un groupe naturel sous la désignation différentielle d'*aliments*. A ce compte, l'air inspiré est un aliment, de même que les *ingesta ;* et tel est aussi, et à plus forte raison encore, le sang, appelé, je ne me souviens plus par quel auteur, un *organe* liquide, alors qu'il ne faut y voir, qu'il importe de n'y voir, autre chose que le *pabulum* lui-même parvenu à un certain degré d'élaboration.

La définition de la Fonction en général nous donne un criterium pour distinguer les fonctions en particulier jusque dans leurs unités simples, c'est-à-dire dans leurs divisions primaires, et pour les classer régulièrement. Ce criterium sera surtout précieux dans l'analyse de la vie végétative, qui est encore un chaos à débrouiller.

Toute modification opérée sur les aliments par le mécanisme nutritif résulte immédiatement de l'action d'un organe différentiateur. Un moulin moud le grain, blute la farine, scie des planches, etc., et chacune de ces modifications distinctes opérées sur les aliments de son activité nécessite un outil, un organe différentiateur spécial : c'est une paire de meules, c'est un blutoir, c'est un équipage de scies. De même de la mécanique nutritive.

Bref, toute modification spéciale des aliments suppose un organe différentiateur, et conséquemment un organe entier et une fonction correspondante. Au moyen de ce signe indicateur de la fonction, il sera possible de tirer la classification physiologique de l'état vraiment barbare où elle est plongée encore aujourd'hui. La moins imparfaite de toutes les classifications des fonctions que nous possédons est sans doute celle que nous ont donnée les auteurs du célèbre Dictionnaire que je mentionnais tout à l'heure ; et cependant cette classification viole les lois les plus élémentaires de la méthode. Il y a, dit-on, en tout, *quatorze* fonctions, et on les énumère comme il suit (1) : *digestion, urination, respiration, circulation, fonction testiculaire, fonction ovulaire, fonction tactile, vision, audition, odoration, gustation, phonation, locomotion, action cérébrale.*

Tout d'abord, il est évident qu'une telle division est disparate ; peut-on, en effet, mettre sur la même ligne, comme des unités de même ordre, la *Digestion,* qui embrasse une multitude de sous-fonctions, elles-mêmes très-complexes (telles que la *préhension,* la *mastication,* l'*insalivation,* la *déglutition,* la *chymification,* la *chylification,* etc., etc.), et l'*Urination,* simple sécrétion excrémentielle? Et d'ailleurs, comment ce nombre de *quatorze,* ou tout autre, appliqué à des unités composées, aurait-il une valeur déterminative alors que le degré de ces unités reste indéterminé? Ne pourrions-nous pas tout aussi exactement, plus exactement, affirmer qu'il y a *trois* fonctions en les ramenant toutes à trois grands groupes naturels qui seraient la *fonction de Relation,* la *fonction de Nutrition,* la *fonction de Reproduction?* Que penserions-nous d'un traité de botanique qui nous dirait : Il existe en tout *quatorze plantes;* ce sont : le *Chêne,* l'*Acotylédone,* la *Menthe poivrée,* l'*Ombellifère,* la *Conifère,* la *Rose de Provins,* etc.? Ce pêle-mêle de genres, de classes, d'espèces, de familles, d'ordres, de variétés, serait déclaré monstrueux ; nous sommes moins sévères à l'égard des classifications physiologiques, qui ne valent pourtant pas mieux.

Encore un simple aperçu des applications de la théorie de l'organe; celui-ci est tout médical.

(1) Voir le *Dictionnaire de médecine* de MM. Littré et Ch. Robin, art. *Fonction.*

Une loi qui n'avait été entrevue jusqu'ici que par fragments, que personne n'avait aperçue dans sa formule générale, se dégage pour ainsi dire comme un corollaire de notre analyse méthodique de la fonction ; c'est le principe que j'ai énoncé sous l'expression suivante : *Équivalence pathogénique des éléments fonctionnels.* Qu'il me soit permis de le dire, la théorie a fait là une découverte d'utilité pratique, d'intérêt médical, qui peut rivaliser peut-être en dignité et en importance avec mainte découverte dont l'investigation expérimentale se fait justement honneur (1).

Une modification déterminée quelconque survenue dans le résultat normal d'une fonction peut avoir sa source, isolément et indistinctement, dans une lésion de l'un ou de l'autre des cinq facteurs complémentaires de cette fonction.

Prenons un exemple dans la vie de relation. Soit une altération quelconque de la vision, une *amblyopie*, une *anopsie*, je suppose. Eh bien, n'est-il pas vrai que le fait de ne plus voir, ou de ne voir que d'une manière affaiblie, peut tenir indifféremment, ou bien à ce que je ne crains pas d'appeler une *lésion de l'agent visuel*, c'est-à-dire à un défaut de lumière ? ou bien à une lésion de l'*organe différentiateur* de la vision, à une altération de l'œil proprement dit ? ou bien à une lésion de l'*organe conducteur* ou du *centre nerveux*, à une paralysie du nerf ou des centres optiques ? ou bien

(1) « Cette découverte annoncée avec un sentiment si accentué de fierté scientifique », suivant le dire de M. Chauffard (voir son *Rapport*), me paraît, en toute sincérité, mériter au delà du bien que j'en ai dit ; loin d'en avoir parlé avec l'exagération de l'orgueil, je devrais plutôt me blâmer d'avoir sacrifié en ce cas la vérité à une timide modestie, ce qui est loin, à mon avis, d'être une abnégation méritoire.

enfin à une lésion essentielle de la *faculté* visuelle, à une lésion propre de la vue, à une lésion toute psychique, comme on en constate des exemples chez certains sujets névropathiques devenant aveugles d'une manière intermittente, et pour certains objets seulement, sous l'influence d'une idée préconçue (1)?

Je crois inutile d'insister : le profit que le diagnostic peut retirer de la connaissance d'un pareil fait n'a pas besoin d'être démontré.

Un physiologiste philosophe justement renommé, mais qui par malheur a fait son siége (2), auquel j'exposais mes vues sur la théorie de l'organe et sur les avantages à retirer de cette conception, m'opposa comme fin de non-recevoir que je n'avais pas un *organe-entier primaire* à mettre sous ses yeux sous forme de préparation anatomique. Il voulait voir l'objet, le sentir dans sa main, pour y croire. Je lui citai, si je me souviens bien, ce jugement remarquable de M. Cl. Bernard :
« Les considérations anatomiques ne suffisent jamais,
« ni pour nous faire repousser une distinction phy-
« siologique, ni pour nous la faire admettre (3). »

---

(1) « Une de mes clientes, lypémaniaque, ne vit plus clair tout d'un coup pour manger. Elle s'en était mis instantanément l'idée dans la tête. Pendant plusieurs semaines, on fut obligé de lui porter les aliments à la bouche ; mais tandis qu'on l'aidait ainsi, elle savait fort bien distinguer à travers la fenêtre les passants dans la rue. Elle était comme les somnambules qui ne paraissent voir que les objets dont ils ont idée. La singulière cécité s'en alla comme elle était venue. » (*Du sommeil et des états analogues, considérés surtout au point de vue de l'action du moral sur le physique*, par A. B. Liébault, docteur en médecine, Paris, 1866, p. 298.)

(2) M. Littré.

(3) *Revue des Cours Scientifiques* du 8 juillet 1865, p. 532.

Je crains en vérité que ces idées ne rencontrent la même objection à la porte de beaucoup d'autres excellents esprits ; mais comment vaincre cet obstacle ? — L'anatomie comparative va nous en donner le moyen ; car il est maintes analyses physiologiques qui, ne pouvant se pratiquer dans l'homme que par le scalpel du raisonnement, acquièrent une réalité tangible chez les organismes inférieurs ; de sorte que telle vérité, saisissable pour l'intelligence seulement, et niée à cause de cela par beaucoup de monde, devient un fait sensible pour les yeux et pour le toucher.

L'une des découvertes zoologiques appelées à jeter le plus de lumière sur l'anthropologie est celle qui doit illustrer la mémoire de deux médecins de Montpellier, Moquin-Tandon et Dugès. Il a été reconnu et démontré par ces observateurs que les animaux invertébrés ne sont pas des animaux simples, mais des collections, des colonies de nombreux animaux distincts, vivant réunis en une seule masse corporelle. C'est là une vérité admise aujourd'hui sans conteste par tous les naturalistes. Or ne voit-on pas ce qui arriverait s'il pouvait être constaté que l'économie humaine descend en droite ligne de celle des Invertébrés, qu'elle n'en est qu'une modification, qu'elle n'en diffère que dans la mesure dans laquelle l'organisation des invertébrés les plus élevés diffère elle-même de celle des invertébrés les plus bas ? L'organisme de l'homme serait alors, lui aussi, une collection de *zoonites*, de véritables unités animales distinctes possédant individuellement tous les attributs essentiels de l'animalité, ayant leur tête et leurs membres, c'est-à-dire leur centre psychique, leur centre et leurs conducteurs nerveux, et leur organe différentiateur; et ma thèse, comme je l'ai annoncé, se trouverait ainsi confirmée avec éclat par la zoologie. L'organe-entier primaire, ce serait l'organisme élémentaire des invertébrés parvenu au plus haut degré de spécialisation et de solidarisation possible, mais sans avoir perdu aucun de ses principes vitaux essentiels; et cet organe primaire, qu'on ne peut isoler dans l'organisation complexe et concentrée des animaux supérieurs, et qui peut sembler alors une pure fiction de l'esprit, l'anatomie de certains animaux inférieurs le mettrait à nu, l'isolerait, et nous le montrerait sous la forme réelle et distincte d'un être vivant.

Mais est-il donc vrai que l'organisme humain ne soit autre que l'organisme articulé élevé à une systématisation plus parfaite, et que, de la constitution *polyzoïque* du second, il soit permis de conclure à la constitution polyzoïque du premier? — « Non, a répondu un physiologiste célèbre (1), l'organisme des invertébrés est multiple, mais celui des vertébrés est simple. » — Telle est son affirmation, et il ajoute que ces deux embranchements de la série animale sont séparés par une différence d'organisation absolue.

Sur quoi se fonde-t-il? Sur ce prétendu fait, que dans le bulbe rachidien il existerait un point dont la lésion amène la *mort brusque* de l'animal. Eh bien, cette allégation est en grande partie inexacte, et les conséquences qu'on en déduit sont sans fondement aucun. Il est faux qu'une lésion du « *nœud vital* », que la décapitation même, entraîne, *ipso facto*,

____

(1) Flourens.

la mort soudaine du vertébré. Cette lésion n'atteint la vie que parce qu'elle atteint l'innervation des organes respiratoires ; elle ne l'atteint que d'une manière consécutive. Voici ce qui le prouve : des poissons, des batraciens, des reptiles, des oiseaux, et même des mammifères, peuvent survivre plusieurs mois, plusieurs jours, plusieurs heures, ou plusieurs minutes, *à l'ablation complète de la moelle allongée*. Que faut-il pour cela ? — il faut favoriser la respiration cutanée, ou provoquer une respiration pulmonaire artificielle au moyen de l'insufflation. C'est un fait expérimental acquis à la science; on le trouvera consigné dans le *Traité de Physiologie* de M. le professeur Longet.

A cette opinion si mal motivée d'une différence radicale de plan d'organisation entre les Vertébrés et les Invertébrés, on peut opposer des témoignages d'une autorité décisive.

(Je supprime ici une série de citations et toute une discussion que l'on trouvera, avec des développements additionnels, dans l'*Appendice* ci-après.)

Je me résume et je conclus :

La Médecine ne peut se constituer scientifiquement qu'en se fondant sur la Physiologie; et celle-ci, à son tour, ne peut parvenir à l'état de science constituée avant de posséder son système de principes généraux, autrement dit, sa philosophie, sa méthode. Bichat a essayé de la lui donner; mais il n'a réussi qu'en partie. C'est à nous de compléter son œuvre en ajoutant, à la théorie générale des Tissus, la théorie générale des Organes. Là est l'avenir, là est le salut de la Médecine. *In hoc signo vincet.*

APPENDICE

POLYZOÏSME

ou

PLURALITÉ ANIMALE DANS L'HOMME

(Note lue à la Société d'Anthropologie de Paris.)

L'Homme, pour se connaître bien soi-même, doit connaître les autres Animaux. Ceci est une vérité désormais acquise, et devant cette réunion, plus que partout ailleurs, il serait superflu de la démontrer. Nous le savons tous, l'organisation humaine se retrouve dans l'organisation des autres espèces à l'état de rudiments et de fractions, à l'état de menue monnaie, pour ainsi dire : et de là cette heureuse conséquence, que beaucoup de problèmes anthropologiques dont aucune analyse directe ne saurait venir à bout, tant les éléments en sont complexes et solidaires, se résolvent tout à coup et d'eux-mêmes, une fois ramenés aux formules simples de l'animalité inférieure.

Ainsi le développement de l'anthropologie se trouve lié par une dépendance étroite au développement de

6*

la biologie comparative : nous devons donc seconder
les progrès de celle-ci. Anthropologistes, nous devons
nous appliquer surtout à la débarrasser de ses entraves,
afin que notre science puisse à son tour prendre un
libre essor.

Et, en effet, l'étude des analogies biologiques diverses qui unissent l'homme au reste des animaux n'a
avancé jusqu'ici qu'en se débattant contre les entraves
du préjugé. Je veux parler de ces opinions préétablies sur
la nature de notre être, qui, profondément implantées
dans nos cerveaux et dans nos cœurs, dans nos mœurs,
nos institutions et les intérêts de la vie, opposent une
résistance obstinée quand la science positive, dont
elles avaient pris la place, vient un jour les déranger.
Ces superstitions anthropologiques, auxquelles le savant n'est guère moins assujetti que l'ignorant, et dont
le philosophe rationaliste n'est pas toujours plus exempt
que le théologien, ont tout d'abord combattu la pensée
de rapprocher toutes les formes inférieures de la vie
entre elles pour les comparer à celle qu'elle revêt en
nous ; puis, elles ont fait tous leurs efforts pour ob-
scurcir et neutraliser les lumières qui s'étaient dé-
gagées de ce parallèle.

Rien nous semble-t-il aujourd'hui plus déraison-
nable, plus manifestement contraire à la logique et à
l'observation que de soutenir, d'une part, que notre
cerveau a pour toute fin et tout office de servir d'instrument au sentiment et à la pensée, et, d'autre part,
que ces facultés sont étrangères absolument au cerveau
de l'animal, tout en reconnaissant pourtant que l'un
et l'autre cerveau, que tous les cerveaux, sont histologiquement, organologiquement et physiologiquement

semblables ? Et néanmoins le « pur automatisme des bêtes» a été professé par l'histoire naturelle comme un axiome des moins contestables, jusque dans ces derniers temps. Ce préjugé scientifique ne pouvait pas être sans conséquence pour le progrès de l'anthropologie. Quelle fut cette conséquence? ce fut, on le devine, de rétrécir et d'enrayer l'étude positive de l'homme mental en privant cette étude des indications plus ou moins indispensables qu'elle devait puiser dans l'étude collatérale des faits psychiques offerts par les autres espèces. Quand Réaumur, rompant avec l'opinion régnante, osa inaugurer la psychologie expérimentale des insectes, il fit scandale, et la science orthodoxe s'empressa de l'excommunier. « Imbécillité ! » tel est le mot dont Buffon s'est servi pour caractériser l'œuvre de ce novateur ingénieux et hardi. Voici encore le même jugement du grand naturaliste philosophe, formulé en termes solennels : « Une république d'abeilles, a-t-il « écrit, ne sera jamais, aux yeux de la raison, qu'une « foule de petites bêtes qui n'ont d'autre rapport avec « nous que celui de nous fournir de la cire et du miel. »

La science, Dieu merci, a secoué enfin ce préjugé honteux, et, après avoir été condamnée comme une erreur folle et blasphématoire, la psychologie comparative est aujourd'hui en honneur. Mais pour s'être dégagé de cette prévention grossière, le jugement du biologiste a-t-il donc recouvré toute sa liberté? Non, certes, car d'autres préventions tout aussi aveugles et plus fâcheuses l'enchaînent encore, et l'anthropologie reste privée des enseignements les plus précieux que les découvertes de la zoologie tiennent pour elle en réserve. Le mémorable débat sur l'origine des espèces n'a-t-il pas attesté cette situation? Dans cet ordre de questions, du moins, le préjugé n'a pas eu seul la parole, la discussion a pu le saisir corps à corps et l'ébranler; mais je viens vous signaler un autre point de la biologie comparative où cette obscure influence règne sans conteste, où pas un adversaire ne s'est présenté jusqu'ici pour la combattre. Et cependant ce point scientifique n'est pas insignifiant; je le déclare l'un des plus importants pour la connaissance intégrale de l'homme; je n'en sais pas un autre qui tienne à plus de questions et d'intérêts.

Entrevue par quelques anciens, la véritable organisation des Invertébrés a été mise pleinement à découvert par la science contemporaine. Un fait immense, dont la portée ne fut pas d'abord saisie, a été révélé; il a été reconnu que l'animal de cette catégorie n'est pas un animal simple et indivisible, mais un composé, une réunion d'animaux distincts formant entre eux une sorte de société de coopération vitale, et unis les uns aux autres, suivant le degré d'organisation de cet ensemble, par une solidarité plus ou moins étroite, par une unité systématique plus ou moins compliquée et parfaite. Ne voyez-vous pas où une pareille découverte mènerait si cette loi surprenante de l'organisation des invertébrés, le *polyzoïsme*, allait s'étendre aux vertébrés et à l'homme!... Quoi! chacun de nous ne serait plus une simple personne, mais représenterait toute une légion de véritables unités animées, de véritables individus, au sens physiologique et au sens moral! Certes, une pareille nouveauté bouleverserait les idées de plusieurs, et l'on peut affir-

me r sans crainte que toutes les doctrines les plus
diverses ou les plus contraires dont l'Homme fait le
sujet, Physiologie, Médecine, Psychologie, Morale, Ju-
risprudence, Théologie, Spiritualisme, Matérialisme et
Positivisme, n'auraient, pour la première fois, qu'un
même élan et qu'une seule voix pour protester.

La science, qui s'était mise si complaisamment au
service de la théodicée cartésienne au point de des-
tituer toutes les bêtes de la faculté de vouloir et de
sentir, la science ne pouvait se montrer plus intraitable
envers un préjugé couvert par la protection universelle
de tous les enseignements et de toutes les croyances.
L'histoire naturelle a donc pris fait et cause pour le
dogme de l'unité indivisible et absolue de l'être humain ;
mais, pour protéger ce palladium contre les révélations
désastreuses de la physiologie des invertébrés, deux
marches différentes, deux sortes d'expédients, ont été
choisis. Les uns ont nettement compris que le polyzoïsme constitutif chez les animaux sans vertèbres étant un fait avéré, il ne restait qu'un moyen
de sauver le monozoïsme dans l'homme : c'était de
faire sauter le pont qui nous unit à ces tribus inférieures du règne animal. En conséquence, ces naturalistes ont déclaré tout uniment que le Vertébré et
l'Invertébré sont construits sur deux plans totalement distincts et dissemblables, et que les deux orga-
nisations n'ont entre elles rien de commun. Nous allons examiner tout à l'heure les arguments qui ont été
produits à l'appui de cette thèse hardie.

Les naturalistes de l'autre école, procédant au rebours des premiers, ont commencé par établir avec
un soin particulier, avec un véritable luxe de témoi-

gnages, et sans paraître se préoccuper des conséquences, que la série des vertébrés n'est qu'un prolongement direct de la série des invertébrés ; que les deux types sont fondamentalement semblables ; qu'ils ont, l'un comme l'autre, le *zoonitisme* ou polyzoïsme pour base.

Cette large concession faite à la vérité scientifique, alors seulement on parut se douter du coup mortel qui devait en résulter pour le dogme du *monozoïsme*. On eut l'air de vouloir se raviser ; mais, vu l'impossibilité de rétracter tant de preuves matérielles, tant de faits décisifs mis à découvert, on a essayé de jeter un nuage sur ces faits pour en dissimuler la signification et la portée.

Le naturaliste distingué qui occupe la chaire de zoologie au Muséum a présenté dans les termes suivants la défense de la première de ces deux doctrines, à laquelle il s'est rallié à la suite d'un autre physiologiste français des plus éminents :

« Il n'y a pas que le système nerveux, dit-il, ou à sa place la vertèbre, qui différencie nettement les animaux vertébrés des animaux invertébrés. Sous bien des rapports, ceux-ci diffèrent *totalement* des premiers. Cette séparation, *presque absolue*, qui a soulevé les critiques si obstinées des naturalistes de l'école dite *philosophique*, parmi lesquels nous voyons Geoffroy Saint-Hilaire, en France, Gœthe et Oken, en Allemagne, demande à être établie par quelques développements.

« Une des premières notions à acquérir — poursuit le professeur — est relative à la distribution tout à fait différente, chez les vertébrés, et les invertébrés, de cette chose si mystérieuse dans son essence même, cause suivant les uns, effet suivant les autres, qu'on appelle *la vie.*

« Si l'on regarde la vie comme une cause, un principe d'action ayant son origine dans tel ou tel point de l'organisme, et si l'on nous permet de représenter, pour ainsi dire, la vie par une quantité qui sera plus ou moins grande, suivant la puissance plus ou moins grande aussi de l'effet produit, nous dirons que, chez les invertébrés, la vie semble être répandue en égales quantités dans toutes les parties de l'organisme. Chez les vertébrés, au contraire, la vie se concentre en un point particulier de chaque individu, ou du moins dans une partie très-restreinte de son être. »

Le professeur continue : « Que si, dit-il, l'on veut voir dans la vie un effet, une résultante, on pourra exprimer le principe que nous voulons énoncer en disant que, chez les invertébrés, cette résultante ne paraît pas être la conséquence de l'action plus particulière de tel point de l'organisme, comme cela a lieu chez les vertébrés, où, pour employer une expression un peu trop rigoureuse pour de tels objets, la résultante semble appliquée à un ou à plusieurs organes spéciaux et distincts.

« Un exemple fera mieux ressortir le fait en question. Que l'on coupe une patte à un chien ; à part le trouble tout local qu'éprouvera l'économie, l'animal peut continuer à vivre. Si l'on poursuit la mutilation, on peut la pousser peut-être assez loin sans que la vie cesse, mais on arrive toujours à un point de l'organisme tel que, lorsqu'il est atteint, la vie disparaît brusquement. Ce point remarquable, où semble se concentrer la vie, ce *nœud vital*, pour employer l'expression de M. Flourens, se rencontre chez tous les vertébrés... » (*Revue des Cours scientifiques*, du 22 janvier 1865.)

Je n'ai pas le temps ici de suivre dans tous ses détours la démonstration que vous venez d'entendre. J'ai eu, d'ailleurs, occasion de la discuter à fond autre part (1); je vais me borner à en examiner le point principal, dans lequel, du reste, toute l'argumentation se résume.

Les Vertébrés ont un *nœud vital*, centre commun et unique de toutes les impulsions de la vie ; les Invertébrés n'ont pas de *nœud vital*. La vie, chez ceux-ci, émane de foyers multiples, ou se présente uniformément répandue dans l'entière substance de l'organisme. — Telle est la proposition fondamentale de la doctrine. Quelques mots vont suffire, je l'espère, pour mettre à nu l'inanité d'un tel fondement.

On nous déclare magistralement qu'une lésion ou l'excision d'une certaine portion du bulbe rachidien « amène une disparition *brusque* de la vie ». Or, rien de tout cela n'existe, et l'on reste confondu en présence d'une inexactitude aussi téméraire. Non, mille fois non, le prétendu nœud vital n'est pas un centre unique de vie; c'est tout au plus un centre d'innervation pulmonaire. Il n'est indispensable à la vie que parce que, et autant que, la respiration pulmonaire y est elle-même indispensable. Voici des faits, des faits vrais cette fois, qui, ce me semble, tranchent la question. Le passage suivant est tiré du *Traité de Physiologie* de M. Longet :

(1) Voir *Essais de Physiologie philosophique*, p. 257.

« Si l'ablation de la moelle allongée, dit ce professeur, peut faire perdre immédiatement la vie à un animal supérieur (mammifère ou oiseau), il n'en est pas de même, d'après les recherches de Brown-Séquard, des animaux à sang froid qui respirent aussi par la peau. La durée de la vie peut se compter par *mois*, pour les batraciens; par *semaines*, pour quelques reptiles; par *jours*, pour les poissons; puis, par *heures*, pour les animaux hibernants (pendant l'hibernation et en employant l'insufflation pulmonaire); et par *minutes*, pour les oiseaux et les mammifères. » (*Traité de Physiologie*, par Longet, membre de l'Institut, t. II, p. 396.)

Le *nœud vital*, en tant que caractère distinctif d'un plan d'organisation et d'un mode de distribution de la vie qui seraient propres aux vertébrés, et qui les sépareraient des invertébrés d'une manière, comme on l'a dit, *presque absolue*, n'est donc qu'un expédient de l'esprit de système, une fiction, une chimère, une fable, dont il est temps que la science soit désabusée.

Le *polyzoïsme* étant donné comme loi générale d'organisation chez les animaux sans vertèbres — et sur ce point tout le monde est d'accord — une pensée qui doit se présenter de prime abord aux esprits non prévenus, c'est que le vertébré ne diffère sans doute de l'invertébré, quant au plan fondamental de sa structure, que de la manière dont l'invertébré des espèces supérieures se différencie lui-même de l'invertébré de bas étage, c'est-à-dire par plus de complexité, de spécialisation et d'unité dans le mécanisme sociétaire des organismes simples constituants ou *zoonites*. Or, cette induction de l'analogie est confirmée par l'observation directe; et la science, tant qu'elle oublie ses préoccupations extra-scientifiques pour juger seulement d'après les faits, rend pleinement témoignage à cette vérité. C'est ce dont on va pouvoir s'assurer à l'aide de quelques citations. Je les ai empruntées à divers travaux dont l'autorité ne saurait être contestée.

Voici d'abord le jugement de votre éminent et regretté collègue Gratiolet :

« Les vertèbres, comme chacun sait, — dit-il excellemment, — sont à l'ensemble du squelette ce que les anneaux sont au corps des articulés ; or, de même que la définition d'un cylindre se retrouve dans toutes les sections de ce cylindre qui sont parallèles à sa base, de même, dans une seule vertèbre se retrouve l'idée du tronc tout entier ; en un mot, une vertèbre est au tronc ce que l'unité est au nombre dans une quantité concrète homogène.

« Ainsi, continue-t-il, il y a des segments dans le squelette, il y a des segments dans les muscles. Les nerfs périphériques s'accommodent à leur tour à cette segmentation, et l'observation démontre qu'il y a également des segments dans le système nerveux central.

« Cette proposition est certaine dans les animaux inférieurs. Dans certains annelés placés très-bas dans l'échelle, tantôt à chaque anneau correspond un ganglion distinct (exemple : le lombric terrestre), tantôt il y a un seul ganglion pour un nombre déterminé d'anneaux (exemple : les hirudinées bdelliennes).

« Dans la plupart des animaux vertébrés, dans les ovipares surtout, une tige étendue de la tête à la queue se substitue à cette chaine des annelés. Cette tige, qu'enferme le canal rachidien, est la *moelle épinière*. Il y a certainement pour chaque anneau du segment vertébral une certaine partie de cette tige nerveuse ; mais cette partie, ce segment idéal est-il un segment réel? Y a-t-il pour chaque vertèbre un ganglion nerveux central? C'est là une question importante au point de vue de l'anatomie philosophique et de la physiologie générale.

« Gall a essayé l'un des premiers de la résoudre. Il pensait avoir vu dans la moelle des renflements successifs au niveau de chaque vertèbre. Cette proposition est surtout fort évidente dans la moelle épinière des oiseaux... M. de Blainville avait accepté cette opinion de Gall, à laquelle les expériences de Legallois, de Marshall Hall et de Mueller semblent avoir donné beaucoup de force; et, en effet, si l'on accepte les idées de ces deux derniers physiologistes sur la force excito-motrice de la moelle, il semble que la division de l'axe médullaire en segments distincts s'ensuive nécessairement. »

Ainsi s'exprime Gratiolet. Son exposé, quoique bien intéressant, est trop long pour être reproduit ici en entier. Je passe à sa conclusion :

« Il nous semble donc, dit-il, que chaque segment de la moelle peut être considéré comme un centre particulier d'action, tout en admettant qu'à l'occasion de l'excitation d'un segment, la modification se prolonge dans toute l'étendue de la chaine ou de la tige nerveuse, en avant et en arrière du point qui a reçu l'excitation. Il y a donc à la fois, dans l'axe nerveux, multiplicité et unité. » (Gratiolet, *Anatomie comp. du système nerveux*, t. II, p. 6.)

Consultons maintenant le docteur Carpenter, l'illustre professeur de physiologie de l'Université de Londres :

« Le cerveau et la moelle épinière de l'homme, dit-il, dans laquelle se termine la très-grande partie des nerfs afférents, et de laquelle naissent presque tous les nerfs moteurs, peuvent être considérés comme formés par l'agglomération d'un certain nombre de centres ganglionnaires distincts, dont chacun a ses attributions propres et se rattache à des troncs nerveux qui lui sont particuliers. Commençant par la moelle épinière, nous trouvons, en la comparant à la chaîne ganglionnaire des animaux articulés, qu'elle consiste réellement en une série de ganglions disposés suivant une ligne longitudinale, et qui se sont soudés l'un à l'autre, et dont chacun constitue le centre du *circuit nerveux* propre à tout segment vertébral du tronc. » (*Manual of human Physiology*.)

Je couronne ces citations par deux extraits particulièrement remarquables empruntés aux excellentes *Leçons de physiologie générale du système nerveux* de M. le professeur Vulpian :

« Chez les annelés, dit ce physiologiste, chaque ganglion correspond à un segment du corps formé souvent de plusieurs anneaux, comme, par exemple, chez la sangsue, dont toutes les parties se répètent de cinq en cinq anneaux. Chaque segment possède ainsi, outre son ganglion, une portion semblable des principaux appareils, même des appareils des sens. Il en est ainsi du polyophthalme, chez lequel, comme l'a montré M. de Quatrefages, chaque segment est muni de deux yeux rudimentaires qui reçoivent chacun du ganglion corres pondant un filet nerveux, véritable nerf optique. Ces segments séparés ont été nommés des *zoonites* par Mo-quin-Tandon. Ce professeur considérait les animaux de cet embranchement comme formés chacun de plusieurs animaux élémentaires placés les uns à la suite des autres. *Cette idée est très-ingénieuse* ET TRÈS-VRAIE. *Chez les animaux supérieurs eux-mêmes, on trouve un vestige de cette division dans la colonne vertébrale.* »

Voici le second passage :

« Un autre fait bien constant, écrit ailleurs le même auteur, c'est que, ainsi que l'ont fait ressortir Moquin-Tandon, Dugès et d'autres, chaque ganglion est un centre indépendant d'action réflexe et d'actions coordonnées, adaptées. Je vous ai déjà cité les expériences de Dugès sur ce point (1). *On ne doit jamais perdre de vue ce fait en physiologie générale. Ce qui est vrai ici l'est encore pour chaque segment de la moelle des vertébrés. La moelle épinière, de même que la chaîne ganglionnaire des annelés, est une série linéaire de centres à la fois indépendants et gouvernés.* Permettez-moi cette comparaison : ce sont des provinces avec une administration autonomique, mais soumises, dans certaines limites, à une autorité supérieure. » (Vulpian, *Leçons sur la physiologie du système nerveux*, p. 787.)

La similitude fondamentale d'organisation entre les vertébrés et les invertébrés ; l'existence chez les premiers, comme chez les derniers, de la constitution zoonitique, ne sauraient être reconnues et affirmées d'une manière plus catégorique qu'elles l'ont été par

(1) « Nous avons vu qu'un seul segment pourvu d'un seul ganglion (formé, bien entendu, de deux centres latéralement soudés) portant une seule paire de pattes, le prothorax de la Mante commune, sentait, voulait, se mouvait, se défendait, comme quand l'animal était en intégrité complète. » (Dugès, *Mémoire sur la conformité organique dans l'échelle animale*, p. 17.)

les savants autorisés dont je viens de rapporter les déclarations. Mais après avoir proclamé ce grand fait de
physiologie générale et contribué pour une part considérable à l'établir dans la science, en ont-ils accepté
avec fermeté toutes les conséquences? — Non, ainsi que
je l'ai dit plus haut. Il en est une, et c'est la principale,
devant laquelle ils reculent tous ; mais en vain se
jettent-ils dans des faux-fuyants pour l'éviter. Aux pro-
fessions de foi si nettes et si fortement motivées qui
précèdent, ils ont ajouté les commentaires restrictifs
et atténuatifs 'que voici, comme un sacrifice obligé à
l'idole de l'unité indivisible de l'homme.

M. Gratiolet d'abord :

« Toutefois, — écrit-il à la suite du passage si remarquable que nous avons donné plus haut — nous
devons reconnaître qu'en distinguant très-nettement
les actions excito-motrices d'avec celles qui ont l'intelligence pour principe ; qu'en suivant ainsi la loi
tracée par M. Flourens. M. Marshall-Hall a rendu un
grand service à la science ; en effet, l'*automate est
excité* ; IL NE SENT POINT. L'EXCITABILITÉ appartient à la
moelle ; la SENSIBILITÉ dépend d'un autre appareil, le
cerveau. » (Gratiolet, *Anatomie comparée du système
nerveux*, t. II, p. 6.)

Je passe à M. Carpenter :

« Ces actions réflexes anormales de la moelle épinière de l'homme — écrit-il à propos d'une observation très-intéressante du docteur W. Budd — bien
que puissantes parfois, ont beaucoup moins de régu-
larité et d'*intentionalité* (purposiveness) apparente que
n'en ont les mouvements exécutés par les vertébrés inférieurs (la grenouille, par exemple) après la décapi-

tation, ou la section de la moelle, lesquels, sous ce rapport, se rapprochent des mouvements réflexes des animaux articulés. Il ne faudrait pourtant pas conclure de ce fait — continue l'auteur — qu'il existe aucune différence essentielle dans les propriétés de la moelle entre l'homme et les animaux inférieurs, ou qu'il y ait en jeu, dans ceux-ci, un agent *psychique* quelconque faisant défaut dans le premier cas. Nous avons vu déjà que les combinaisons le plus parfaitement adaptées de mouvements musculaires tendant tous manifestement à un but déterminé, n'impliquent pas nécessairement par elles-mêmes qu'elles soient le résultat d'un dessein ou d'un choix volontaire de la part de l'organisme qui les exécute ; et, d'un autre côté, ranger dans certains cas ces mouvements en dehors de la catégorie des actions *automatiques*, équivaudrait à attribuer à la moelle épinière le pouvoir de les produire et de les régler avec choix et conscience ; or, nous avons toute raison de croire qu'un pareil pouvoir appartient EXCLUSIVEMENT aux parties supérieures des centres cérébro-spinaux. » (*Manual of human Physiology.*)

M. Vulpian formule à son tour la restriction de rigueur, mais avec l'accent du doute le plus prononcé, et moins, ce me semble, pour nous cacher la vérité que pour nous la faire entrevoir. Quoi qu'il en soit, voici comment il s'exprime ; il s'agit des ganglions de la chaîne nerveuse des annelés :

« Ces ganglions, dit-il, sont en outre la source de mouvements spontanés, *du moins en apparence ;* c'est ce que vous allez constater vous-mêmes en examinant cette écrevisse, sur laquelle je viens de pratiquer une section transversale de la chaîne ganglionnaire, au niveau d'un des intervalles qui séparent les anneaux de l'abdomen. Vous voyez que les mouvements d'ensemble de la natation sont abolis ; l'animal ne peut plus fléchir brusquement l'abdomen comme il le faisait auparavant pour se lancer d'avant en arrière. Mais vous observerez encore quelques mouvements de temps en temps dans les fausses pattes abdominales, mouvements spontanés, *du moins en apparence*, simultanés, rhythmés, avec des caractères normaux. Ces mouvements ne sont *sans doute* que des *mouvements machinaux*, provoqués par le contact de l'eau ou par l'irritation de la plaie, et analogues à ces mouvements de locomotion, spontanés aussi EN APPARENCE, qu'exécutent de temps à autre les vertébrés supérieurs auxquels on a enlevé le cerveau proprement dit. » (*Leçons sur la phys. gén. du syst. nerveux.*)

Nous devons beaucoup de reconnaissance aux savants que nous venons d'entendre pour leur démonstration magistrale du zoonitisme dans l'organisme de l'animal à vertèbres ; il faut donc leur pardonner, si, trop soucieux de la pudeur du préjugé, ils ont essayé de couvrir d'une ombre la nudité de cette vérité si jeune et si belle, qui, grâce à leurs soins, nous était donnée. Mais le moment est arrivé où l'esprit scientifique veut dépouiller cette vérité vierge de tous ses voiles pour la féconder.

L'universalité du *zoonitisme* posée en principe, pour empêcher que le *polyzoïsme humain* ne s'ensuive, on tente de soutenir que, chez les vertébrés, et particulièrement chez l'homme, le zoonite de la tête est le seul qui soit animé, le seul qui possède la sensibilité, la conscience, la volonté, et que tous les autres zoonites, bien que semblables au premier sous le triple aspect histologique, organologique et fonctionnel, ne sont néanmoins que des automates ! Qu'a-t-on apporté à l'appui de cette thèse ? — des suppositions gratuites et tout à fait arbitraires, des assertions dénuées de toute preuve et contraires à la vraisemblance, des conclusions en contradiction flagrante avec les prémisses ; rien de plus.

Les mouvements de natation exécutés par les zoonites moyens d'une écrevisse dont on a isolé le ganglion cérébroïde, les mouvements qu'une grenouille décapitée fait avec ses pattes pour écarter la pince ou le scalpel qui la blesse, ne sont intenionntels et conscients qu'*en apparence*, a-t-on prétendu. Mais l'apparence n'est-elle donc pas, dans tous les cas, notre criterium unique pour constater la présence d'un état intime de sensation et de volition en dehors de nous-mêmes, en dehors de notre *moi* propre ? Lorsque je vois ici chacun de mes collègues exécuter des actes qui sont intelligents et volontaires en apparence, c'est-à-dire qui sont analogues aux actes qui, chez moi, traduisent extérieurement le fait intime de vouloir, de sentir, de penser, je m'en fie à cette apparence ; je juge que, comme moi, mon voisin est un être conscient, sensible et doué d'intelligence, bien qu'un tel jugement ne repose au fond que sur une pure induction de l'analogie et qu'il y ait impossibilité absolue de le vérifier par une observation directe ; car ce ne sont que mes sensations et mes pensées à moi dont je puisse avoir conscience, c'est-à-dire de l'existence desquelles je puisse obtenir une connaissance directe et une certitude véritable.

Et, dans l'espèce, si les mouvements déterminés par les centres ganglionnaires inférieurs d'un crustacé, ou

par les centres spinaux d'un batracien, ont une nature
et une origine purement mécaniques, pourquoi donc les
mouvements dus à l'impulsion du centre nerveux céphalique de ces animaux ne seraient-ils point des mouvements purement machinaux aussi? L'apparence seule
témoigne du contraire ! Pourquoi l'écrevisse tout entière, pourquoi la grenouille encore dans son intégrité
et se mouvant par l'impulsion combinée de son centre
encéphalique et de ses centres spinaux, pourquoi ne
seraient-elles pas de *pures machines*, comme lorsqu'elles
se meuvent sous l'impulsion isolée de leurs centres nerveux secondaires? En un mot, pourquoi ne pas revenir
tout uniment au « pur automatisme des bêtes » ? Ce
serait plus simple, et ce ne serait pas plus irrationnel.

Oui, si l'automatisme des mouvements dits *réflexes*
est une vérité, l'automatisme de la bête entière est aussi
une vérité; et si l'automatisme des bêtes n'est qu'un
mensonge, l'automatisme des centres de la moelle est
aussi un mensonge. Les deux automatismes sont solidaires; il faut les rejeter tous deux ou les admettre tous
deux : cette alternative est inévitable.

La Physiologie et la Médecine, la Psychologie et la
Morale se sont accordées jusqu'à ce jour à regarder
l'Homme comme une unité vivante, sentante et pen-
sante, entièrement compacte et irréductible, comme
un corps animé un et simple; et, sur cette première et
commune croyance, toutes leurs institutions dogmati-
ques et pratiques se sont formées. Or, de nouveaux faits
semblent venir aujourd'hui nous démontrer que cette
croyance est une erreur ; que l'être humain est, en
réalité, une collection d'organismes, une collection de

vies et de *moi* distincts, et que son unité apparente est tout entière dans l'harmonie d'un ensemble hiérarchique dont les éléments, rapprochés par une coordination et une subordination étroites, portent néanmoins, chacun en soi, tous les attributs essentiels, tous les caractères primitifs de l'animal individuel.

Un tel principe est sans doute menaçant pour tout un vaste système d'idées et de choses établies; mais suivons-le dans ses conséquences, et nous serons convaincus que, s'il vient détruire, il vient aussi édifier, et que son œuvre, toute de vérités positives, est préférable mille fois à l'échafaudage d'illusions auquel cette œuvre sera substituée.

FIN

TABLE DES MATIÈRES

FIN DE LA TABLE.

CORBEIL, typ. et stér. de CRÉTÉ.